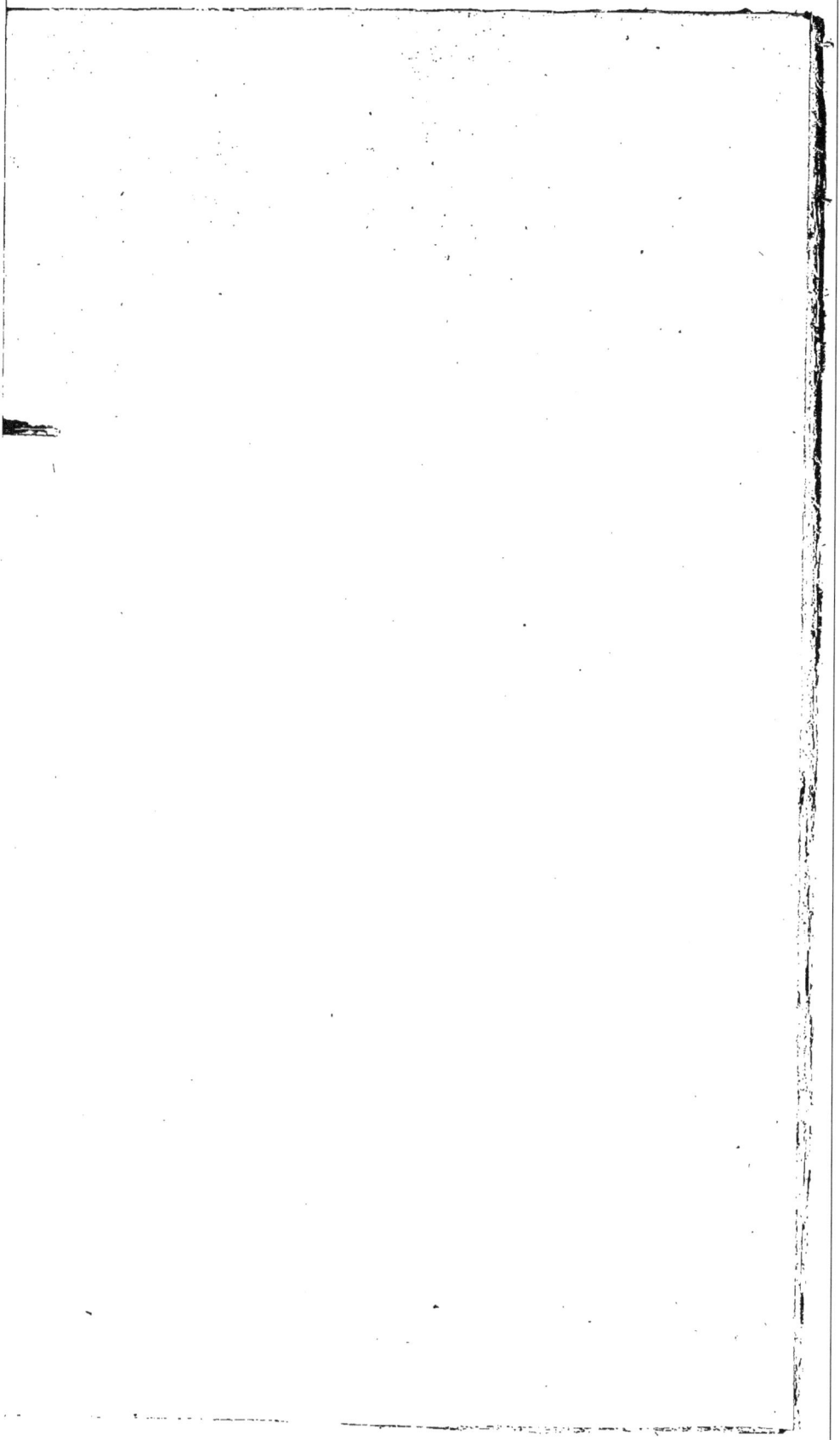

T^5.126.

T.2660.
.0.4.4.

NOUVELLE DOCTRINE

MÉDICALE.

Imprimerie de RAYNAL, à Rambouillet.

APERÇU

D'UNE

NOUVELLE DOCTRINE

MÉDICALE,

D'après les Phénomènes

CHIMIQUES ET PHYSIQUES DE LA VIE.

Par le Dr Wannier, de By.

> Les efforts de la chimie changeront quel-
> que jour la face de la médecine, et cette
> science y produira une révolution heureuse.
>
> FOURCROY.

PARIS,

G. BAILLIÈRE, LIBRAIRE,

RUE DE L'ÉCOLE DE MÉDECINE.

1837.

AVERTISSEMENT.

En livrant cet ouvrage à la publicité, j'ai cherché à rassembler, dans un cadre le plus étroit possible, les principales idées sur lesquelles est fondée une doctrine encore toute nouvelle. Pour prouver le rôle important que l'électricité joue dans l'économie animale, j'aurais pu rapporter ici beaucoup d'expériences éparses dans différens auteurs; mais ces expériences sont tellement connues, que j'ai cru devoir ne citer que les plus importantes.

Si dans l'Introduction j'expose de suite le plan sur lequel cet ouvrage est basé, c'est afin que le Lecteur, après avoir pu juger de l'importance du

sujet et des avantages que la science peut en retirer,
s'occupe avec plus de soins et de détails du contenu
de ce travail. Quant à l'application médicale, je
n'en donnerai ici qu'un simple aperçu, me réservant
plus tard de publier un ouvrage plus considérable,
fruit d'observations sévères et minutieuses.

DES PHÉNOMÈNES

CHIMIQUES ET PHYSIQUES

DE LA VIE.

INTRODUCTION.

On n'ignore pas que l'électricité joue un grand rôle dans l'économie animale ; mais la manière dont cette électricité existe et se reproduit, est restée jusqu'ici ignorée. Depuis long-temps j'ai porté mes idées sur ce sujet important ; je vais donc, dans cet ouvrage, tâcher d'exposer comment je conçois le mécanisme de la vie, et comment j'espère avoir résolu le problème qui en constitue les rouages.

La forme arrondie de la tête, celle allongée de la moelle épinière ; les fonctions que ces organes ont à remplir ; les nerfs qui partent de ces organes ; les phénomènes chimiques qui se développent pendant l'acte des fonctions qui

I..

entretiennent la vie, m'ont amené à penser que l'homme, ainsi que les animaux, sont de vraies machines électriques, dont le cerveau et la moelle allongée forment la pile ; que cette pile dirige le fluide nécessaire à l'entretien des fonctions vitales, au moyen des nerfs ; que deux fonctions principales, la respiration et la digestion, concourent à charger cette pile du fluide nécessaire ; qu'une troisième fonction non moins importante, que je désigne sous le nom d'assimilation, sert à décharger la pile, et établit, concurremment avec les deux premières, le trépied de la vie ; et enfin que la peau, qui n'est pas conductrice de l'électricité, sert à isoler cette machine électrique du sol commun, la terre.

Dans la respiration, il y a formation d'acide carbonique, dégagé pendant l'expiration et formé par la combinaison de l'oxigène de l'air respiré avec le carbone du sang veineux. Pour que cette combinaison chimique ait lieu, un courant électrique est dirigé de la pile (le cerveau) aux poumons ; c'est le pneumo-gastrique qui en est le conducteur. D'après les expériences d'un physicien célèbre, M. Pouillet, l'oxigène en se combinant avec un corps dégage de l'électricité vitrée ; le corps combiné avec l'oxigène dégage de l'électricité résineuse : de sorte que, dans cette fonction, le cerveau, qui contient l'électricité vitrée, comme on peut s'en assurer avec un électromètre, dirige ce fluide, au moyen des nerfs, aux organes pulmonaires, pour neutraliser le fluide résineux, dégagé par le carbone du sang veineux ; l'électricité vitrée provenant de l'oxigène est mise à nu ; la membrane séreuse, la plèvre, n'étant pas conductrice, concentre et retient cette électricité, qui est reprise par le grand sympathique pour être dirigée à la pile (la moelle épinière et le cerveau). Dans cette fonction, il y a : 1° formation d'acide carbonique expulsé par l'expiration ; 2° neutralisation du fluide résineux, ce qui produit un choc qui entretient les contractions du cœur, et qui pousse le sang (qui vient de s'oxigéner d'un cinquième en plus) à tous les organes pour y entretenir les fonctions d'assimilation et les phénomènes chimiques ; 3° chaleur développée ; 4° électricité vitrée mise à nu et reportée à la pile.

Dans la digestion, les substances alimentaires introduites dans l'appareil digestif sont dissoutes par le suc gastrique, et se combinent avec la bile et le suc pancréatique pour former le chyle, qui est absorbé et porté par le sang, auquel il s'est combiné dans l'économie, pour lui transmettre les molécules nutritives qui doivent être assimilées à tous les organes ; la matière excrémentitielle est rejetée au-dehors. Pour que cette fonction ait lieu, il faut qu'un courant électrique soit dirigé du cerveau à l'appareil digestif, afin d'entretenir les phénomènes chimiques et neutraliser le fluide contraire dégagé ; le fluide vitré mis à nu est reporté à la pile par le grand sympathique, après avoir été maintenu par le péritoine : le choc qui résulte de la neutralisation des deux fluides est la cause des mouvemens péristaltiques intestinaux.

Enfin, dans la fonction d'assimilation, les molécules nutritives contenues dans le sang s'assimilent à tous les organes du corps, et l'oxigène du sang artériel se combine avec différens principes élémentaires, afin de former les produits de la transpiration sensible et insensible. Pour que ces phénomènes chimiques aient lieu, il faut encore qu'un courant électrique soit établi du cerveau à ces organes par le moyen des nerfs : il y a alors neutralisation du fluide contraire ; le fluide vitré dégagé par l'oxigène est mis à nu et vient former la couche électrique cutanée. Dans cette fonction, il y a : 1° choc électrique qui, éprouvant une résistance aux membranes servant à recouvrir les organes et à la peau qui enveloppe le corps, repousse le sang devenu veineux (puisque, dans les différentes combinaisons qui viennent d'avoir lieu, il vient de céder son oxigène) à l'artère pulmonaire, pour être de nouveau oxigéné et reporté dans le torrent circulatoire. Ce choc repousse également à l'extérieur du corps les principes de la transpiration sensible et insensible; de sorte que l'oxigène pris par la respiration et transporté dans l'économie par le sang artériel, est rejeté au-dehors, combiné avec les principes constituant la transpiration sensible et insensible; 2° production de chaleur, cause de la chaleur animale.

D'après cette manière de voir, l'homme ne serait donc qu'une machine électrique, entretenue par ces trois fonctions principales (les autres fonctions du corps ne seraient que secondaires), sous la direction d'une essence supérieure que l'on appelle âme, et qui est par rapport à l'homme ce que Dieu est à l'univers. Ainsi l'état de santé ne serait maintenu que d'après la manière régulière et harmonique dont cette machine se trouverait chargée d'électricité par les deux premières fonctions et déchargée par la dernière. Ces trois fonctions étant altérées, elle ne serait chargée qu'imparfaitement, ce qui constituerait l'état de maladie; et enfin, si ces fonctions venaient à s'anéantir, l'électricité manquant à la machine, elle ne pourrait plus fournir le fluide nécessaire pour entretenir les contractions qui entretiennent la vie, et le mécanisme organique cessant, arriverait alors ce terme naturel que l'on appelle mort, et où le corps, rentrant sous l'empire des lois physiques, est soumis à une décomposition générale, pour concourir à la formation de nouveaux êtres.

C'est, sans nul doute, à l'anatomie pathologique que l'on doit la distinction des différentes lésions des organes. Cette école, fondée avec tant d'éclat, dans le siècle dernier, par Morgagny, fut introduite en France par Lieutaud et Portal; après eux les Bichat, les Broussais, les Laënnec, les Récamier, concoururent utilement à la propager, et enfin de nos jours des médecins célèbres, tels que les Andral fils, les Rostan, etc., parcourent avec non moins d'honneur cette route qui leur a été tracée par ces grands hommes; mais par cette science on ne peut qu'apercevoir la forme externe et interne des parties plus ou moins altérées, sans pouvoir apprécier les causes qui ont fait naître ces lésions.

C'est donc à la chimie et à la physique qu'il faut avoir recours pour pénétrer ce mystère et

arriver à une connaissance exacte des phénomènes qui se passent dans l'économie animale.

C'est par la chimie que l'on peut seulement
reconnaître les proportions respectives des principes qui constituent les différens organes, et
par quelles causes il s'y opère des changemens
et des modifications. Par cette science, on
verra que la vie n'est que l'harmonie constante
des phénomènes chimiques et physiques qui se
passent dans les corps des animaux ; que les lésions organiques sont dues à l'augmentation de
ces phénomènes, et que c'est à l'altération de
ces organes qu'est due la cessation de la vie.
Je partage entièrement l'opinion de Fourcroy,
qui pensait que les efforts de la chimie change-
raient quelque jour la face de la médecine, et
que cette science y produirait une révolution
heureuse. Nous ne devons donc que féliciter les
savans qui se dévouent à étudier la chimie animale ; car c'est seulement par cette partie de
cette science, et par la physique, que nous
apprendrons à connaître la nature et la propriété de tous les corps qui agissent sur l'économie animale, leur mode d'action, et les
changemens et altérations qui résultent de cette
action.

La physique et la chimie réunies nous démontreront donc les secrets de la vie : par la chimie seule on connaîtra la nature des différens tissus qui constituent les organes, les fonctions telles que la respiration, la nutrition, la chylification, la sanguification, le choix des alimens, les lésions et altérations organiques, leurs causes et l'effet des remèdes.

L'homme, par les nombreuses affections dont son existence est menacée, a et devra toujours fixer l'attention du médecin, qui cherchera à apporter une amélioration à ses maux. C'est dans ce but que je m'occupe ici de cette organisation sublime ; que j'ai cherché à expliquer l'action qu'ont sur lui tous les corps qui l'environnent, par l'analyse des principes élémentaires qui entrent dans son organisation primitive, et de ceux qui entretiennent ses fonctions, tels que l'air pris par la respiration et les alimens qui sont introduits dans le canal digestif (analyse qui, poursuivie avec effort par des chimistes habiles, pourra amener à découvrir les causes qui déterminent l'état que l'on a appelé maladie, et la puissance possible que la science aura à opposer à ces causes, afin de rétablir l'équilibre de ses fonctions et le ramener à la santé). Alors on pourra dire que la médecine est une science positive, certaine, puisque l'on pourra calculer les effets d'après l'intensité de la cause, et déduire de là un traitement d'accord avec la raison.

De l'Électricité, cause de la force motrice des Corps.

En créant l'univers, son architecte sublime plaça dans les corps élémentaires deux principes : l'électricité résineuse et vitrée; principes dont nous ignorons la nature, mais dont nous connaissons les lois et les effets. C'est par la neutralisation de ces deux principes que les molécules furent unies ou bien amalgamées, pour pouvoir former le corps le plus minime, jusqu'à l'incommensurable; c'est par les lois de l'électricité qu'est développée cette force que l'immortel Newton désigna sous le nom d'attraction et de répulsion; c'est cette force qui imprime le mouvement à tout dans la nature, qui entretient cette harmonie constante et admirable qui se développe dans les diverses formes que prend la matière; c'est encore elle qui est la chaîne éternelle qui lie tous les corps entr'eux, et qui leur imprime ce mouvement perpétuel et majestueux, au sein de l'immensité.

Mais quelle est donc la cause qui développe

cette électricité? Notre globe doit la recevoir du
soleil, que l'on a regardé jusqu'à présent comme
un corps enflammé, et qui, peut-être, n'est autre
chose qu'un corps comme la terre, dont l'atmosphère serait entourée d'un disque de lumière
produite sans doute par un phénomène chimique, la combustion; action qui doit avoir lieu
à une certaine distance de cet astre, dont elle suit
les mouvemens. La combinaison de l'oxigène avec
un corps combustible, peut-être l'hydrogène, gaz
le plus inflammable, celui de tous qui réfléchit un
des mieux la lumière et qui est le corps qui dégage la plus grande chaleur, pourrait en être la
cause. Une chose digne de remarque, c'est que
la lumière du soleil est blanchâtre comme la
flamme de l'hydrogène en combustion : si la
possibilité de cette action peut être admise, cette
combinaison doit avoir lieu à une haute température, ou bien par le passage d'un courant électrique dans cette atmosphère; peut-être que
ce phénomène chimique a lieu pour toutes les
myriades de corps que nous voyons briller
dans l'espace et que l'on appelle étoiles. Trois
phénomènes doivent résulter de cette combinaison : émission de chaleur, de lumière et dégagement d'électricité; cette chaleur vivifie le
monde, et produit les phénomènes innombra-

bles qui se passent sur notre globe ; elle
anime tout, met en mouvement la végétation,
développe tous les germes, et mûrit toutes les
productions de la terre; enfin, cette bienfai-
sante chaleur est la cause des phénomènes chimiques et physiques qui se passent dans tous les
corps, lorsque, par la saison, elle est en rapport avec eux. Ici, il se passe une action qui
réagit sur tous ces corps; ce sont les combinaisons chimiques qui produisent la végétation, et
qui en résultent, et les combinaisons de la matière entr'elles ; ce qui en augmente encore la
chaleur et la lumière ; tandis qu'au contraire,
lorsque cet astre (le soleil), n'est plus aussi direc-
tement en rapport avec notre hémisphère, les
corps deviennent inertes, leur organisation n'est
plus soumise à aucune action chimique, la végétation disparaît; il n'y a plus dégagement d'électricité ni de calorique de la part des corps, aussi
sommes-nous soumis à la rigueur du froid.
On connaît les belles expériences électriques
d'Aldini, professeur en l'université de Bologne,
tant sur les animaux que sur les hommes.
L'expérience faite à Londres, en 1803, sur un
supplicié, trois-quarts d'heure après son exé-
cution, donnait quelque espoir de le rappeler
à la vie, puisque déjà la respiration s'établissait

et que ses membres se mouvaient avec rapidité ;
mais l'état de faiblesse dans lequel se trouvait
le cadavre, occasionné par la perte d'une grande
quantité de sang, ne permit pas ce succès.

Des Corps.

En contemplant d'une manière générale les
corps qui pullulent dans la nature, on recon-
naît que deux classes s'en partagent le vaste
domaine : dans la première sont rangés les corps
inorganiques, qui ne jouissent que des propriétés
communes à la matière ; dans la seconde sont
placés les corps organisés, dont la sensibilité et
le mode d'action dépendent des phénomènes
chimiques et physiques qui se passent chez eux.

Les corps inorganiques existent sous la forme
de corps élémentaires, simples ou indécomposés,
ou bien sous celle de substance inerte, composée
et décomposable.

Les corps organisés et vivants ont été classés
en deux ordres, en végétaux et en animaux. Les
végétaux sont des corps qui, fixés sur la con-
vexité du globe, s'enfoncent un peu dans sa couche extérieure, se développent et meurent au lieu
même où ils ont pris naissance ; ils tiennent le
milieu de l'échelle des êtres qui se trouvent

dans la nature ; aussi, ils sont au-dessus des minéraux, puisqu'ils ont de plus qu'eux l'organisation, mais ils sont au-dessous des animaux, n'ayant pas comme eux la sensibilité.

La supériorité qu'ont les animaux par leurs sens, par leurs formes, leurs mouvemens, sur les minéraux et les végétaux, place naturellement ces premiers au rang le plus élevé ; car la manière parfaite dont la matière s'y trouve organisée, les phénomènes physiques et chimiques qui se passent chez eux, attestent la puissance de l'Être supérieur qui les a formés. Parmi ces derniers, l'homme surtout, par sa vigueur, l'activité et le nombre de ses sens, par la régularité de ses organes, par la grandeur de son intelligence, se trouve sans contredit placé au premier degré de l'échelle, car tout cède dans la nature à la puissance de son entendement, et c'est lui qui tient le sceptre et gouverne tout ce qui existe dans l'univers.

De l'Air atmosphérique.

L'air atmosphérique, formé de la combinaison de 21 parties d'oxigène et de 79 d'azote, et d'un atome d'acide carbonique, d'après quelques physiciens, forme autour de notre globe une cou-

che qui a environ quinze à vingt lieues d'épaisseur; il pèse sur tous les corps qu'il enveloppe,
et cette pesanteur est montrée jusqu'à l'évidence
par le moyen du baromètre : il a sur tous les
corps organisés une action spéciale; il entretient
la combustion, oxide les métaux, et opère des
modifications dans tous les corps ; respiré par
les végétaux et par les animaux , il produit
chez eux des phénomènes d'où dépend l'entre-
tien de leur existence (1) ; son influence est augmentée d'après les différens degrés de chaleur,
ou bien diminuée d'après le froid et l'humidité.
Par sa masse, il presse sur tous les points de
l'animal , concourt à déterminer ses formes, et
s'oppose à l'expension des liquides et des fluides
qui entrent dans sa composition. Si la diminution
de pression est progressive sur tous les points du
corps à-la-fois, la respiration s'accélère et s'exalte,
pour s'emparer de l'oxigène qui est alors raréfié ;
mais ensuite, le sang n'étant pas assez oxigéné,

---

(1) D'après les expériences de M. Pouillet, dans la
combinaison de l'oxigène avec un corps de nature quelconque, l'oxigène dégage constamment de l'électricité
vitrée, et le corps combiné avec l'oxigène dégage l'électricité résineuse : ce résultat est tellement vrai , que
M. Pouillet le reproduit à volonté.

les fonctions de l'économie animale que ce fluide vient entretenir et alimenter, par l'oxigène qu'il leur cède, se ralentissent, et si l'animal est main-tenu dans cette atmosphère, il périt bientôt asphyxié; c'est ce que l'on observe à des degrés différens sur les animaux, à mesure qu'ils s'élè-vent sur de hautes montagnes, ou bien quand ils sont soumis en entier au vide de la machine pneumatique.

Indépendamment de l'action des climats sur l'air, une autre cause plus générale et plus éner-gique peut faire ressentir ses effets chez les animaux d'une manière funeste; ce sont les prin-cipes miasmatiques qui se développent là où une matière végétale ou animale est soumise à l'action de l'air, de la chaleur et de l'humidité; c'est cette cause qui agit avec une telle énergie dans les pays chauds et marécageux, qu'il suffit d'un séjour de courte durée, dans ces localités, pour en ressentir l'influence maligne.

De la nature des tissus qui constituent le corps de l'homme.

Le corps de l'homme est composé de principes élémentaires dont le carbone forme la base principale (1); la texture des tissus ne diffère que par les proportions de ces principes élémentaires qui entrent dans leurs combinaisons; ces tissus varient d'après la nature des fonctions que les organes ont à remplir.

Les os, réunis entr'eux par articulation, constituent la charpente destinée à servir de base à toutes les parties, dont l'ensemble sert de forme et détermine la grandeur du corps; leurs usages sont de prêter un appui solide à toutes les parties, de renfermer et de protéger les centres nerveux et vasculaires, de constituer l'axe du corps, et d'être les organes passifs de nos mouvemens; d'après Vauquelin, Fourcroy et

---

(1) Je pense que le phosphore n'est pas, comme on le croit, un principe élémentaire, malgré qu'il brûle avec l'oxigène, mais bien un corps composé, puisqu'on le rencontre dans différentes parties de certains animaux qui se nourrissent de substances qui ne le contiennent pas.

M. Berzélius, ils sont composés d'environ 50 de tissu cellulaire, 37 de phosphate de chaux, 10 de carbonate de chaux, 1,3 de phosphate de magnésie, quelques traces d'alumine, de silice, d'oxide de fer et d'oxide de manganèse. Le tissu cellulaire, d'après M. John, est composé de gélatine et d'une petite quantité de matière analogue à la fibrine. La gélatine, d'après MM. Gay-Lussac et Thénard, est formée de carbone 47,881, d'oxigène 27,207, d'hydrogène 7,914, d'azote 16,998. La fibrine, d'après les mêmes chimistes, est composée de carbone 53,360, d'hydrogène 7,021, d'oxigène 19,615, d'azote 19,934.

Les muscles, organes actifs de nos mouvemens, soumis à l'empire de notre volonté, paquets fibreux de couleur rouge, formés par l'assemblage de fibres microscopiques, que l'on a désignées sous le nom de primitives, et qui réunies en fascicules appréciables à la vue, forment des faisceaux plus considérables; par leur adhésion à des faisceaux semblables, ils constituent l'organe appelé muscle. Outre la structure propre du muscle, il entre dans la texture de cet organe du tissu cellulaire, des vaisseaux et des nerfs; le tissu cellulaire fournit d'abord une enveloppe à tout l'organe, de laquelle enveloppe partent des prolongemens extérieurs qui vont fournir des gaînes à chacun des faisceaux et des fascicules, et pénètrent vraisemblablement jusqu'aux fibres élémentaires. Le nombre et le volume des vaisseaux sanguins sont proportionnés au volume du muscle. Les artères arrivent à l'enveloppe celluleuse de ces organes et se divisent en deux ou plusieurs rameaux qui se portent, en se dirigeant en sens divers, entre les faisceaux et se divisent successivement dans le tissu cellulaire des fascicules, au-delà desquelles on ne peut plus les suivre. Les veines, plus nombreuses et plus grosses que les artères, forment un plan superficiel et un plan profond; les nerfs qui se distribuent aux muscles sont en très-grand nombre. MM. Prevost et Dumas ont, à l'aide du microscope, suivi la direction des nerfs musculaires au-delà des points où on les aperçoit à l'œil nu; ils ont vu qu'après s'être ramifié un certain nombre de fois, le nerf s'étale, que ses fascicules secondaires s'épanouissent et envoient entre les fibres du muscle des filets qui coupent celles-ci à angle droit; ces derniers ensuite vont s'anastomoser avec d'autres filets nerveux, ou reviennent en formant une anse au rameau dont ils s'étaient séparés d'abord. Ces petits filets transversaux sont très-nombreux et très-rapprochés les uns des autres; généralement les petits nerfs qui les fournissent marchent parallèlement aux fibres musculaires, et quelquefois deux de ces nerfs marchant de la sorte, s'envoient réciproquement des filets qui coupent perpendiculairement ces dernières. D'après M. Ch. Bell, le même muscle reçoit quelquefois plusieurs nerfs d'origine différente, ce qui démontrerait l'aptitude de celui-ci à plusieurs genres de mouvemens.

Les muscles sont formés de fibrine, d'albumine, d'osmazone, de gélatine, d'une petite quantité d'acide libre qui, selon M. Berzélius, est l'acide lactique, de phosphate de soude, d'ammoniaque et de chaux, d'hydrochlorate de soude, de potasse et d'ammoniaque, de sulfate de potasse, d'oxide de fer, d'un sel calcaire; et selon quelques chimistes, de soufre et de manganèse. Nous avons donné, en parlant des os, la composition de la gélatine et de la fibrine. L'albumine, d'après MM. Gay-Lussac et Thénard, est formée de carbone 52,833, d'oxigène 23,872, d'hydrogène 7,540, d'azote 15,705. Les principes qui constituent l'osmazone n'ont pas encore été bien isolés. L'acide lactique est formé de carbone 50,50, d'hydrogène 3,060, d'oxigène 43,90; l'ammoniaque est formé d'azote 82,53, d'hydrogène 17,47.

Une chose essentielle à remarquer, c'est que l'oxigène se trouve combiné en plus grande quantité avec les principes qui entrent dans la composition du muscle, que le carbone; tandis que nous aurons le contraire pour le cerveau, la moelle épinière et les nerfs. Les muscles sont électrisés résineusement, ce dont je me suis assuré en présentant un électromètre chargé résineusement à une portion de muscle d'un bœuf tué récemment et chauffée légèrement : la petite balle de sureau fut toujours repoussée.

Le cerveau, organe de l'intelligence, et qui préside aux mouvemens, est composé, d'après M. Couerbe, de cérébrine, d'éléencéphol, de la cholestérine, de stéaroconote et de céphalote. La cérébrine, d'après ce chimiste, est composée de carbone 67,818, d'hydrogène 11,100, d'azote 3,339, de soufre 2,138, de phosphore 2,332, d'oxigène 13,213. L'éléencéphol est formé des mêmes élémens que la cérébrine, mais sous d'autres rapports. La cholestérine, d'après M. Chevreul, est formée de carbone 88,095, d'hydrogène 11,880, d'oxigène 3,025. La stéaroconote est composée de carbone 66,362, d'hydrogène 10,34, d'azote 3,050, de phosphore 2,420, de soufre 2,030, d'oxigène 17,120. La céphalote est composée de carbone 66,362, d'hydrogène 10,34, d'azote 3,050, de phosphore 2,544, de soufre 1,959, d'oxigène 15,851.

La moelle allongée, d'après Vauquelin, contient beaucoup plus de cérébrine et moins d'albumine d'osmazone et d'eau que le cerveau ; voilà sans doute la cause pour laquelle ces parties ont plus de consistance que ce dernier organe.

Les nerfs sont aussi de la même nature que le cerveau, mais ils contiennent beaucoup moins de cérébrine et plus d'albumine ; il entre de plus dans leur texture une petite quantité de graisse ordinaire.

La balle de sureau d'un électromètre, chargée résineusement, est attirée par le cerveau et par les nerfs ; tandis qu'au contraire elle est repoussée par le grand sympathique.

Le tissu cellulaire est composé de gélatine, et contient très-peu de fibrine.

Les ligamens, les tendons et les aponévroses sont composés d'eau et de gélatine. Les fibrocartilages se composent chimiquement comme les ligamens. Le tissu cartilagineux se transforme en gélatine par l'action prolongée de l'eau bouillante. Les membranes muqueuses, séreuses et fibreuses, se dissolvent dans l'eau bouillante, et se transforment en gélatine; d'après M. John, elles sont composées de gélatine, de fibrine, de phosphate de chaux et de soude.

Les membranes séreuses n'ont pas seulement pour fonction de tapisser l'intérieur des cavités; elles en ont une bien plus importante, et qui n'à pas encore été remarquée; c'est qu'étant mauvaises conductrices de l'électricité, la nature lés a placées autour des parties, telles que les nerfs qui conduisent l'électricité, et dans d'autres parties où l'électricité se dégage, telles que la poitrine, l'abdomen, où cette électricité a besoin d'être contenue, afin que ce fluide ne communique avec d'autres organes auxquels il n'est pas destiné. On a divisé ces membranes séreuses en système splanchnique et en système synovial: les unes sont uniques, les autres paires; l'arachnoïde dans le crâne, le péricarde dans le thorax, le péritoine dans l'abdomen, les plèvres, les deux tuniques vaginales, etc. Ces membranes, sacs sans ouvertures, enveloppent complètement les organes contenus dans les cavités qu'elles tapissent; elles sécrétent un liquide très-peu abondant dans l'état de santé, qui ne fait que les humecter; ce sont elles qui enveloppent les nerfs pour servir de névrilemme, et qui, par leurs fonctions, doivent les accompagner jusqu'à leur terminaison.

Les membranes synoviales sont divisées en
bourses synoviales des tendons, en membranes
synoviales des tendons et des articulations ; ces
membranes, par le poli de leur surface libre,
qu'elles doivent à la présence d'un liquide nom-
mé synovie, facilitent les mouvemens récipro-
ques des parties entre lesquelles elles sont
situées.

Avant de terminer ce chapitre, il me reste à
m'occuper du fluide qui joue un rôle si important
dans les phénomènes de la vie ; je veux parler du
sang, de cette chair coulante qui, charriée dans
toute l'économie, vient entretenir et alimenter
ses différens tissus : sa couleur est rouge dans les
artères et rouge brunâtre dans les veines. La
chaleur du sang veineux est de 37°, et de 38 à 39
pour le sang artériel ; examiné au microscope,
il paraît formé d'un liquide clair et transparent,
dans lequel nagent un grand nombre de globules
circulaires, dont le diamètre, d'après MM. Prevost et Dumas, est de $\frac{1}{110}$ de millimètre chez
l'homme. Lorsqu'on a laissé reposer le sang après
sa sortie de la veine, il se coagule et se sépare en
deux parties, l'une liquide et jaunâtre, désignée
sous le nom de sérum, et l'autre de consistance
fibrineuse, de couleur rouge, que l'on appelle
cruor. D'après les mêmes chimistes, le sang

humain contient, sur 10,000 parties, 1292 de globules. D'après M. Berzélius, le sérum du sang de l'homme est formé d'eau 905, albumine 80, lactate de soude et matière extractive soluble dans l'alcool 4, chlorure de sodium et de potassium 6, phosphate de soude 1, et matière animale 4. D'après M. Le Canu, le caillot du sang veineux contient : eau 780,145, fibrine 2,100, albumine 65,090, hémachroïne 135,000, matière grasse cristallisable 2,430, matière huileuse 1,310, matières extractives solubles 1,790, albumine combinée à la soude 1,265, chlorure de sodium, chlorure de potassium, carbonate de soude, phosphate et sulfate 8,37, carbonate de chaux, phosphate de chaux et de magnésie 2,100.

Le sang est alimenté par le chyle, fluide liquide, blanc laiteux, formé d'une grande proportion d'eau, contenant en solution de l'albumine, une matière grasse, blanche; une matière analogue à l'osmazone; enfin de la soude, du chlorure de sodium, de l'acétate de soude, du phosphate de soude et du phosphate de chaux.

Du Cerveau et de la Moelle épinière.

L'homme, ainsi que les animaux, sont de vé-
ritables machines électriques : le cerveau et la
moelle épinière en sont la pile, et les nerfs sont
les conducteurs du fluide. La membrane cutanée,
qui n'est pas conductrice, isole le fluide du foyer
commun, le sol.

En effet, lorsque l'on considère avec quelle
prévoyance attentive la nature a cherché à con-
server et à préserver le cerveau et la moelle épinière des corps extérieurs , on voit que ces
organes sont réservés à jouer le plus grand rôle
dans l'économie animale. La boîte osseuse qui
renferme le cerveau, organe de l'intelligence ,
et la colonne vertébrale, la moelle épinière, sont
construites avec la plus grande solidité. Outre
cette enceinte résistante et dure, la masse cérébrale et la moelle épinière sont encore recouvertes
d'une triple enveloppe membraneuse , la dure
mère, l'arachnoïde et la pie mère. Les fonctions
de la dure mère sont de protéger ces deux organes, de les soutenir, de maintenir leur équilibre en supportant l'effet de la violente commo-
tion qui doit avoir lieu dans les mouvemens
violens et précipités de tout le corps. Les mem-

branes séreuses, arachnoïde et pie mère, ont
pour fonctions de maintenir l'électricité autour
du cerveau et de la moelle épinière ; ces membranes constituent par leur prolongement le
névrilemme, ou membrane qui enveloppe les
nerfs qui vont se rendre à toutes les régions
du corps, afin que le fluide ne puisse communiquer avec les parties circonvoisines et qu'il puisse
parvenir au point mathématique où il était destiné par la volonté. Mais comment cette électricité se renouvelle-t-elle, et par quel mécanisme
parvient-elle au cerveau? C'est ce que nous allons démontrer, en commençant par la respiration.

De la Respiration.

La respiration est l'entrée et la sortie de l'air
dans les poumons : il faut pour que cette fonction s'exécute, que la poitrine s'agrandisse ; c'est
à la dilatation de cet organe que l'on a donné le
nom d'inspiration, et qu'elle se resserre pour en
chasser l'air introduit durant la première période;
ce second mouvement se nomme expiration.
Cette fonction est entièrement subordonnée à
l'influence cérébrale, comme le démontre l'expérience de Dupuytren : ce chirurgien célèbre

coupa sur un chien la huitième paire de nerfs dans sa portion cervicale ; la section faite d'un seul côté ne détermina pas un trouble bien remarquable dans la respiration, mais la même section ayant été faite sur le même nerf, du côté opposé, l'animal mourut en offrant tous les signes de l'asphyxie.

Pendant l'acte respiratoire, il se passe plusieurs phénomènes bien distincts ; une grande partie de l'oxigène de l'air se combine au carbone du sang veineux, afin de former l'acide carbonique ; pour que cette combinaison ait lieu, il faut qu'un courant électrique soit dirigé vers le poumon, le nerf pneumo-gastrique en est le conducteur dans la respiration : il y a donc formation d'acide carbonique expulsé par l'expiration, dégagement d'électricité vitrée par l'oxigène, et d'électricité résineuse par le carbone ; cette électricité résineuse est neutralisée par le fluide vitré provenant du cerveau, ce qui produit un choc électrique. L'électricité vitrée, fournie par l'oxigène, est mise à nu, et conduite par le grand sympathique à la moelle épinière, comme nous le verrons plus tard : il y a aussi production de chaleur, et enfin le sang, pour devenir artériel, s'est chargé, comme l'ont démontré les expériences de MM. Macaire et Marcet (1) , d'un cinquième en plus d'oxigène. (Le sang étant formé de globules, chaque globule doit s'emparer d'une certaine quantité donnée d'oxigène.) C'est donc au choc électrique qui vient d'avoir lieu que sont dus les contractions et les battemens du cœur, contractions qui poussent le sang devenu artériel à toutes les parties du corps, afin de déterminer certains phénomènes chimiques et physiques que nous allons expliquer; de sorte que ce ne serait pas, comme on l'a cru jusqu'à présent, le cœur qui donnerait par lui-même la force d'impulsion au sang, mais bien ce choc électrique, résultat des phénomènes chimiques qui viennent de se passer dans le poumon. Le sang artériel, parvenu à tous les organes et au système vasculaire cutané, entretient et détermine

---

(1) D'après MM. Macaire et Marcet, le sang veineux est plus carbonisé et moins oxigéné que le sang artériel, dans les rapports suivans :

	Sang artériel.	Sang veineux.
Carbone	5o,2	55,7
Azote	16,3	16,2
Hydrogène.	6,6	6,6
Oxigène	26,5	21,7

encore d'autres phénomènes chimiques : premiè-
rement, par la combinaison de molécules nutritives
qui s'assimilent avec ces parties, pour réparer les
pertes qu'elles font, et entretenir les forces organiques ; secondement, par la combinaison d'une
partie de l'oxigène de ce sang artériel avec les
principes élémentaires du corps, pour former les
produits de la transpiration insensible et sensible.
Dans ces combinaisons chimiques, il y a toujours
dégagement des deux électricités contraires ; la
résineuse est neutralisée par le courant électrique
provenant du cerveau et conduit par les nerfs :
il y a par conséquent choc électrique; l'électricité
vitrée, dégagée pendant ces phénomènes chimiques, est mise à nu, il y a alors production de chaleur ; le choc électrique éprouvant une résistance
à la peau, repousse le sang devenu veineux (puisque dans ces phénomènes chimiques il vient de
céder son oxigène) jusqu'à l'artère pulmonaire,
pour redevenir artériel, et être encore reporté
dans le torrent circulatoire ; de sorte que la circulation du sang se trouve soumise à deux forces,
l'une d'action, qui a lieu dans le poumon, et l'autre
de réaction qui a lieu à la peau. Ce même choc
produit encore l'expulsion des produits de la
transpiration sensible et insensible. La transpiration sensible, d'après MM. Thénard et Berzé-

lius, est formée d'une quantité d'eau, d'un peu d'acide acétique et lactique, de chlorure de sodium et de potassium, d'une matière animale, de phosphate terreux et d'une trace d'oxide de fer. Le produit de la transpiration insensible, d'après le docteur Anselmino, n'est composé que d'eau contenant des traces d'acide carbonique. L'acide acétique est formée de carbone 47,536, d'hydrogène 5,822, d'oxigène 46,642 ; l'acide lactique est composée de carbone 50,50, d'hydrogène 3,60, d'oxigène 43,90; l'acide carbonique est formé d'oxigène 72,64, de carbone 27,26. Ces principes de la transpiration démontrent donc que l'oxigène pris par la respiration, après avoir entretenu les fonctions auxquelles il était destiné, est rejeté au-dehors, combiné avec différens principes élémentaires du corps, pour constituer la sueur et la transpiration insensible. La chaleur produite sert à entretenir la chaleur animale; l'électricité vitrée, mise à nu, entretient la couche électrique du corps, et se répand à la surface de l'enveloppe cutanée, afin d'établir une force en opposition avec celle qui provient du fluide qui existe au cerveau et à la moelle épinière, ce qui maintient les muscles dans la position de relâchement, lorsqu'ils n'exécutent pas leurs fonctions contractives.

De la Digestion.

La digestion est cette fonction importante par laquelle les substances alimentaires, introduites dans les organes digestifs, sont changées et converties en produits propres à la nutrition. Lorsque le bol alimentaire, imprégné de salive, est parvenu dans l'estomac, baigné par le suc gastrique que son contact y fait sécréter, il change de nature, devient mou, acide, se convertit en une bouillie appelée chyme (1); cette substance est déjà transformée en albumine, et des molécules organisées, semblables à celles du chyle, passent à des intervalles plus ou moins rapprochés de l'estomac dans l'intestin grêle, où elles se mêlent à la bile et au suc pancréatique. D'après MM. Leuret et Lassaigne, la bile et le suc pancréatique ne feraient que favoriser la formation du chyle, en atténuant et dissolvant les substan-

---

(1) Le chyme, d'après Mrs Prevost et Le Royer, n'est qu'une albumine presque pure et globuleuse; d'après MM. Macaire et Marcet, le chyle de chien est composé de carbone 55,2; oxigène 25,9, hydrogène 6,6, azote 11,0.

ces qui ne l'ont pas été dans la chymification ; enfin, par la suite de la progression du chyme dans les différentes parties des intestins, le chyle qui contient le carbone, l'hydrogène, l'azote et les différens principes minéraux qui entrent dans la texture des os et des muscles, parvient au sang, afin d'augmenter le nombre de ses globules, et la matière excrémentitielle est rejetée au-dehors.

Il y a deux espèces d'excrétions, résultat de la digestion des substances introduites dans le canal digestif ; je veux parler de l'urine et de la matière fécale. L'urine est sécrétée et séparée du sang artériel par les reins, d'où elle est dirigée, par les uretères, dans la vessie, où elle séjourne quelque temps, pour être enfin rejetée au-dehors par le canal de l'urètre : sa couleur est celle d'un jaune d'ambre, ou jaune rougeâtre, son odeur est particulière. L'urine de l'homme est composée, d'après M. Berzélius, sur 1000 parties : eau 933,00, urine 30,10, sulfate de potasse 3,71, sulfate de soude 3,16, phosphate de soude 2,94, chlorure de sodium 4,45, phosphate d'ammonia-que et matière animale soluble dans l'alcool 17,14, phosphate de chaux et de magnésie 1,00, acide urique 1,00, mucus 3,32, silice 0,03.

La matière fécale humaine, d'après le même

chimiste, est composée d'eau 73,3, de débris
végétaux et animaux 7,0, de bile 0,9, d'albumine
0,9, de matière extractive particulière 2,7, de
matière viqueuse, composée de résine, de bile
altérée, de matière animale particulière et de ré-
sidu insoluble 14,0, de sel 1,2 ; 17 parties de ces
sels sont formées de soude, de 2 de sulfate am-
moniaco-magnésien, et de 4 de phosphate de
chaux.

Les substances les plus propres à l'alimentation sont celles qui contiennent le plus de
fibrine, d'albumine et de gélatine, substances
dans la combinaison desquelles le carbone entre
de 52 parties, l'oxigène de 23, l'azote de 17,
et l'hydrogène environ 8 parties. Cette remarque
est très-importante, d'autant plus que l'on peut
établir approximativement, pourquoi les substances, qui contiennent en plus ou en moins de
ces principes élémentaires introduits dans l'estomac, peuvent déterminer des accidens tellement graves, que la mort peut en être la suite.
Ainsi, la morphine, substance tirée de l'opium,
d'après l'analyse de MM. Pelletier et Dumas,
est composée de carbone 72,20, d'oxigène 16,
66, d'hydrogène 6,24, et d'azote 4,92, étant
introduite dans l'estomac, s'empare aux dépens
du corps des principes qui lui manquent pour

pouvoir être digérée ; alors le carbone et l'hydrogène, dans leurs combinaisons avec l'oxigène du corps, fournissent de l'électricité résineuse, qui neutralise l'électricité vitrée ; de sorte que si la quantité de cette substance introduite est peu considérable, la respiration s'élèvera pour s'emparer d'assez d'oxigène et fournir assez d'électricité pour neutraliser celle contraire : les phénomènes chimiques qui ont lieu à la peau seront alors nécessairement augmentés, de même que la circulation. Mais au contraire, si cette substance est introduite en grande quantité, l'oxigène fourni par la respiration n'étant pas assez considérable, la circulation sera ralentie, puisqu'il n'y a pas assez d'électricité vitrée pour neutraliser celle contraire et produire cette force qui détermine les mouvemens circulatoires. Le sang alors, n'arrivant que lentement aux poumons, pour être oxigéné, les fonctions de l'hématose s'anéantiront de plus en plus, de même que les phénomènes chimiques à la peau, et l'individu périra asphyxié.

Ainsi, les substances narcotiques et narcotico-âcre contiennent le carbone en grande quantité ; la stricnine est composée de carbone 77,20, d'hydrogène 6,24, d'azote 4,92, d'oxigène 16,66 ; la brucine, dont l'action sur l'économie

est analogue à celle de la stricnine, contient :
carbone 70,96, hydrogène 6,50, azote 51,14,
oxigène 17,40. La delphine est composée, d'a-
près MM. Couerbe, de 77 de carbone, d'hydrogène 8,89, d'azote 6,61, d'oxigène 7,50. L'acide
hydro-cyanique, dont l'action est si violente
sur l'économie, est formé d'azote 54,02, et de
carbone 47,98. Ces substances, pour se combiner, s'emparent, aux dépens du corps, de l'oxigène qui leur manque, et ne fournissent que de
l'électricité résineuse qui neutralise l'électricité
vitrée du corps, et comme il n'y a pas d'électricité vitrée de mise à nu pour alimenter la machine
électrique, les phénomènes chimiques et physiques sont anéantis instantanément.

Le grand sympathique n'agit nullement dans
les fonctions de la digestion ; car au lieu de transmettre le fluide aux organes de cette fonction,
c'est lui au contraire qui reçoit le fluide dégagé,
comme nous le verrons plus tard en traitant
de ce nerf. Le courant électrique qui vient entretenir les phénomènes chimiques est plutôt
établi par le pneumo-gastrique, comme le
prouve l'expérience faite par M. Dupuis, de
l'école d'Alfort. Ce professeur coupa sur un
cheval la portion du nerf pneumo-gastrique,
destiné spécialement à l'estomac et aux autres

parties de l'appareil digestif : les fonctions de cet appareil furent anéanties, et la circulation et la digestion des substances alimentaires entièrement suspendues. L'animal soumis à cette expérience, stimulé par une faim continuelle, avalait sans cesse et sans être rassasié, jusqu'à ce que les alimens lui arrivassent au gosier; enfin il étouffait et il ne sentait nullement diminuer en lui le besoin qui le portait à manger. En rétablissant la communication du fluide, transmis du cerveau à l'estomac par l'interposition d'une petite plaque métallique, ou par la réunion bout à bout des extrémités du nerf divisé, la digestion reprenait de l'activité, les alimens jusqu'alors arrêtés dans l'estomac étaient de nouveau éliminés par le rétablissement du courant électrique qui venait neutraliser le fluide contraire et mettre à nu le fluide vitré, résultat de la décomposition des substances alimentaires (neutralisation qui détermine ce mouvement que l'on a appelé péristaltique), alors les matières reprirent leur cours et purent être élaborées et absorbées comme si l'expérience n'eût pas eu lieu, et l'exercice des propriétés vitales fut recouvert par l'animal, comme s'il n'eût pas été soumis à aucune expérience, et il n'éprouvait plus le sentiment de la faim.

Du grand Sympathique (1).

Le grand sympathique est un cordon nerveux étendu depuis le bassin jusqu'à la tête. La nature de son tissu présente moins de matière grasse que les nerfs, et à plus forte raison que le cerveau ; mais en échange il contient plus de gélatine et d'albumine. Il est formé de ganglions auxquels viennent se rendre et communiquer des filets nerveux, chargés de conduire le fluide vitré à la pile (le cerveau et la moelle épinière), fluide qui résulte des phénomènes chimiques qui ont lieu dans les différens organes où ces

(1) Je donne ici une description bien abrégée du grand sympathique ; mais comme je suis convaincu que ce nerf a une mission bien différente que celle qu'on lui a attribuée jusqu'à présent, j'ai fait partir ses filets, dans cette description, du point de départ où ils doivent s'emparer du fluide développé et mis à nu pendant les différentes fonctions de la vie organique, telles que la respiration, la digestion ; celles du goût, de l'odorat et des différens systèmes glandulaires, pour être porté aux ganglions auxquels ces filets se rendent, et être transmis enfin au cerveau et à la moelle épinière.

filets ont leur point de départ : ils sont au nombre de trois ou quatre pour les ganglions sacrés, cinq pour les lombaires, douze pour les thoraciques et trois pour les cervicaux. Les ganglions lombaires s'anastomosent (1) par des filets externes, avec la branche antérieure des nerfs lombaires, aux environs des trous de conjugaison ; les ganglions thoraciques s'anastomosent avec la branche antérieure des nerfs dorsaux, à l'instant où elle sort du canal vertébral ; le ganglion cervical inférieur envoit des filets externes qui s'anastomosent avec les deux ou trois nerfs cervicaux inférieurs, ainsi qu'avec le premier dorsal ; le ganglion moyen s'anastomose avec les quatrième, cinquième et

---

(1) Je ne pense pas que le grand sympathique s'anastomose avec les branches antérieures des nerfs lombaires, dorsaux et cervicaux, car j'ai remarqué, sur un bœuf, que les filets venant des ganglions, marchent parallèlement avec les branches antérieures de ces nerfs, entourés chacun d'une enveloppe membraneuse particulière, pénétrent à travers la membrane arachnoïde, et forment, en s'épanouissant à la face externe de la pie mère, des arcades nerveuses capilliformes ; ce qui est bien différent de marcher parallèlement avec ces nerfs, que de s'anastomoser avec eux.

sixième paires cervicales ; enfin, le ganglion
supérieur s'anastomose avec les première, seconde, troisième et quatrième paires cervicales :
toutes ces anastomoses se font par des filets
externes qui proviennent de ces ganglions.

Les ganglions sacrés reçoivent des filets qui
proviennent du rectum, de la vessie, des vési-
cules séminales, de l'utérus, du vagin et de
l'anus. Le plexus mésentérique inférieur communique avec les ganglions lombaires. Les ganglions thoraciques reçoivent les nerfs splanchni-
ques, provenant des ganglions sémi-lunaires
qui, avec la multitude de ganglions variables
par leur nombre et leur volume, forment le
plexus solaire, qui reçoit des nerfs des artères
diaphragmatiques, de l'estomac, du foie, de la
rate, du pancréas, du duodénum, des intestins
grêles, du cœcum et des colons. Le ganglion
cervical inférieur reçoit le nerf cardiaque inférieur et plusieurs filets qui proviennent du
plexus pulmonaire. Le ganglion cervical moyen
reçoit des filets du plexus thyroïdien et le nerf
cardiaque moyen. Les nerfs ciliaires, au nombre
de dix à quinze, viennent se rendre à la partie
antérieure du ganglion ophthalmique : deux
rameaux qui proviennent, l'un du nerf nasal de
l'ophthalmique, et l'autre de la branche infé-

rieure du nerf moteur commun, se rendent aussi
à ce ganglion. Quatre ou cinq rameaux qui proviennent des gencives et de la voûte palatine se
rendent au ganglion naso-palatin. Le nerf vidien
vient se rendre au côté postérieur du ganglion
de Mékel, qui reçoit aussi trois rameaux nom-
més palatins, dont le principal vient du canal
palatin postérieur, les autres du voile du palais
et de l'amygdale. Plusieurs filets qui viennent
du rameau lingual, du maxillaire inférieur, de
la muqueuse buccale et de la glande sublinguale,
se rendent au ganglion sous-maxillaire : tous ces
ganglions communiquent avec le ganglion cervical supérieur, qui reçoit aussi des filets du
larynx, du pharynx, des plexus pharyngiens
et carotidien primitif.

Des fonctions du grand Sympathique.

Le nerf grand sympathique ne transmet pas,
comme on l'a prétendu jusqu'à ce jour, le fluide
vitré aux organes des fonctions involontaires ;
mais dirige au contraire à la moelle épinière et
au cerveau le fluide mis à nu pendant les phénomènes chimiques et physiques qui se passent
dans ces différens organes. Les ganglions sont
probablement les centres où le fluide prend une

force d'impulsion qui le fait remonter jusqu'à
la moelle. J'ai été conduit à cette opinion par
l'expérience suivante : j'ai pris sur un veau nouvellement tué une portion du grand splanchnique ; j'ai mis son extrémité supérieure ou
ganglionaire sur une plaque de fer chauffée légèrement, afin d'arriver à une chaleur qui pût
remplacer celle qui existe pendant la vie ; j'ai
approché ensuite de l'extrémité correspondante
au ganglion sémi-lunaire un électromètre élec-
trisé résineusement : la petite balle de sureau
fut repoussée. Cette expérience répétée plusieurs
fois me convainquit que le nerf grand sympathique attirait le fluide vitré, développé par les
phénomènes chimiques et physiques qui se
passent dans les organes digestifs et respiratoires,
et le transmettait à la moelle épinière, au lieu
de le communiquer aux organes des fonctions
involontaires, comme le prouvent les belles expériences de Dupuytren et de M. Dupuis, d'Alfort. Une chose qui milite encore en faveur de
cette opinion, c'est la distribution de ce nerf qui
est très-volumineux dans l'abdomen, au bassin,
aux organes de l'intérieur de la poitrine, et
réduit pour ainsi dire à des filets imperceptibles
dans les profondeurs de la tête ; ensuite la nature chimique de son tissu est plus molle et

composée de moins de carbone que les nerfs et
le cerveau ; car je pense que plus le nerf sympathique s'approche de la moelle, plus sa substance doit contenir de carbone, afin d'attirer
davantage le fluide vers cet organe. Ainsi ce
fluide, par une force attractive, résultat de la
nature organique de ces parties, est conduit au
cerveau, qui le dirige ensuite, par le moyen des
nerfs, à tous les organes du corps, pour entretenir leurs fonctions.

Du Mouvement.

Les mouvemens s'exécutent à l'aide de deux
organes que l'on a distingués en actifs et en passifs : les premiers sont les muscles, les seconds
les os.

Lorsque le corps a besoin d'exécuter un mouvement, le sang artériel qui circule vers le muscle qui doit concourir à son action, cède son
oxigène, afin d'entretenir les phénomènes d'assimilation qui doivent avoir lieu ; un courant
électrique s'établit du cerveau à cet organe,
par le moyen du nerf ; de manière que les deux
électricités, en s'attirant, contractent la fibre musculaire qui se trouve placée entre deux forces,
l'une qui est au cerveau, et l'autre à la couche

électrique cutanée; le muscle alors se raccourcit, devient plus épais, plus dur et plus dense; ses fibres se plissent en zig-zag dans toute leur étendue, de telle sorte que les sommets des sinuosités qu'elles forment sont toujours les points où les filets nerveux (par le fluide qu'ils transmettent) coupent ces fibres à angle droit. C'est donc la direction sinueuse donnée à ces fibres qui constitue la contraction. Si les mouvemens sont prolongés, le tissu musculaire se gonflera, il y aura de la chaleur de développée : deux autres actes importans sont le résultat de ces phénomènes chimiques, l'augmentation de la fonction respiratoire, et de l'assimilation des différens principes du sang au tissu musculaire, ce qui entretient sa nutrition; aussi les muscles sont-ils plus ou moins développés d'après les mouvemens qu'ils exécutent. Plus les mouvemens seront prolongés et fréquens, plus il y aura d'excrétion de principes constituant la transpiration sensible; tandis qu'au contraire, si les mouvemens sont légers, il n'y aura alors chez eux qu'une transpiration insensible. Dans le premier cas, la respiration sera plus développée, pour fournir assez d'oxigène à l'hématose; et dans le second, la circulation sera nécessairement augmentée pour entretenir l'assimilation; ce qui détermine-

rait une sueur abondante chez l'individu qui exé-
cuterait ces mouvemens. Les athlètes, les cou-
reurs, les hommes de peine, qui ont besoin
de consommer une grande quantité d'électricité, respirent précipitamment, afin d'oxigéner
le plus de sang possible pour entretenir les
phénomènes chimiques dans les muscles où
les mouvemens ont lieu, et développer en
même temps assez d'électricité pour les contractions musculaires; aussi voit-on en peu de temps
ces individus être en sueur, et comme ils perdent
beaucoup (ce qui diminue promptement les
globules contenus dans leur sang), le besoin de
l'alimentation se développe chez eux en raison
des pertes qu'ils sont obligés de faire.

Lorsque la cause qui détermine la contraction
cesse d'agir, le muscle chargé résineusement se
trouvant entre deux forces, l'une qui existe au
cerveau et l'autre à la peau, revient à sa
disposition primitive, attiré en sens contraire
par les deux forces opposées. J'ai vu souvent,
principalement chez les femmes, à la suite
d'une forte impression, ou bien d'une saignée,
les extrémités se refroidir, la circulation ne se
faisant qu'avec peine dans ces parties; les mains
se rétracter, et des crampes avoir lieu; ces
mêmes phénomènes ont été remarqués aussi

dans le choléra. Il est probable que la rétrac-
tion des muscles (crampe) est due, dans cette
maladie, à ce que les phénomènes chimiques
et physiques, qui produirait la chaleur animale à la périphérie du corps, n'ont plus lieu,
la circulation étant pour ainsi dire anéantie; la
couche électrique cutanée n'est plus entretenue et
les muscles qui sont électrisés résineusement sont
attirés par le fluide vitré existant au cerveau; ce
qui prouverait que cet organe n'aurait pas seulement pour mission de diriger le fluide vitré, afin
d'entretenir les fonctions des organes, mais encore de maintenir, conjointement avec la couche
électrique cutanée, la position des muscles,
lorsqu'ils ne remplissent pas leurs fonctions
contractives; je dirai donc que les convulsions
musculaires qui ont lieu dans différentes maladies sont le résultat de ce que la force qui
existe au cerveau (la pile) l'emporte sur celle
qui existe à la peau, où la résistance cesse
d'avoir lieu.

De la Sensibilité.

La sensibilité est une propriété qu'ont certaines
parties des corps organisés et vivans de percevoir
les impressions des corps extérieurs, et de produire en conséquence des mouvemens propor-

tionnés au degré d'intensité de cette perception ;
cette sensibilité étant due au choc électrique
déterminé par la neutralisation des deux fluides,
par le contact de deux corps : on pourrait
être porté à croire que ce choc repousse la couche électrique contenue entre le névrilemme
et le nerf (couche qui doit existe, depuis la
terminaison de ce nerf à l'organe où il préside,
jusqu'à son point de départ de la pile), et communique au cerveau, centre des organes de nos
sens, l'impression de contact, d'après la force
plus ou moins grande qui la produit.

Pour que le cerveau exécute les différentes
fonctions de l'intelligence, et qu'il dirige et
préside au mécanisme de la vie, il faut qu'il soit
uni intimement à un principe émané du Créa-
teur, principe que l'on a appelé âme ; il reçoit
l'impression de la douleur, du bruit, des odeurs,
des saveurs ; modifie, suivant les différens états
où il se trouve, les impressions produites par les
sensations et dirige les opérations de la pensée.
Mais pour que l'action qui doit résulter de cette
pensée soit exécutée à l'instant même où elle a
été conçue, n'est-il pas probable que (par la
même cause que je viens d'expliquer) le fluide,
provenant du cerveau, est dirigé aux parties qui
doivent la produire ?

L'action du cerveau est souvent déterminée par l'habitude : Cullen a démontré d'une manière très-ingénieuse le développement de ces lois. Cet organe est destiné, par sa nature, aux états alternatifs de repos et d'activité, comme le démontrent les états alternatifs de sommeil et de veille. Cet état de sommeil (1) ne dépend-il pas du besoin de réparer, par la respiration, le fluide vitré cédé par lui dans l'état de veille aux organes qui sont sous son influence? Ainsi, pendant le sommeil, il y a absence d'impressions; les organes soumis à l'empire de la volonté sont dans un état de relâchement ; l'exercice des fonctions animales est suspendu, par conséquent cet organe ne dépense du fluide électrique

---

(1) Le sommeil peut être également déterminé par le froid qui diminue, et même peut suspendre les phénomènes chimiques. L'introduction dans l'économie d'une substance narcotique qui, en se combinant avec les organes, dégage de l'électricité résineuse, neutralise la vitrée fournie aux dépens du corps, ce qui, enlevant à la pile son fluide, a aussi pour résultat de déterminer le sommeil.

La chaleur produit aussi le sommeil, mais par une cause tout-à-fait contraire au froid; excitant les phénomènes chimiques à la peau, elle décharge la pile de son fluide.

4

que pour les fonctions vitales, tandis qu'il en
recouvre par la respiration, acte pendant lequel le sang est oxigéné ; dans la veille, au
contraire, l'énergie de cet organe est augmentée,
il perçoit toutes les sensations d'impression, et
toutes celles qui donnent lieu à la pensée.

Le grand axiome de l'école d'Haller est que
la sensibilité est bornée à cette partie de l'animal qui reçoit des nerfs. Je pense que la sensibilité est plutôt due aux phénomènes chimiques
qui dégagent les deux électricités dans la partie
et à la neutralisation des deux fluides, par
l'action d'un courant électrique provenant du
cerveau. La cause première de la sensibilité
serait la neutralisation des deux fluides par laquelle le choc est produit ; de sorte que les
nerfs et le cerveau ne détermineraient pas la
sensibilité, mais percevraient seulement l'action
qui la produit. La preuve en est dans l'inflammation des membranes séreuses, où la douleur
est excessive ; tandis qu'au contraire dans l'inflammation du cerveau, il n'y a plus perception
des impressions et de la sensibilité : les mêmes
phénomènes ont lieu dans la péritonite, l'or-
chite et l'inflammation des plèvres. MM. Wilson,
Philipps, Edwards, Vavasseur, Aldini, Magendie, Krimer et Weinhold ont constaté, par des

expériences nombreuses, que les nerfs étaient
conducteurs de l'électricité. M. Béraudi a démontré que la faculté magnétique des nerfs
diminuait en même temps que la respiration,
et qu'elle augmentait lorsque, au moyen d'un
soufflet, il introduisait de l'air dans le poumon.
Le névrilemme, comme nous l'avons fait remarquer, sert d'obstacle au fluide, qui, conduit
par cet organe, ne communique pas avec les
parties environnantes, afin qu'il puisse parvenir
au point mathématique où il est destiné. Que
l'on établisse une ligature fortement serrée, que
l'on coupe un gros nerf, ou que la continuité
du prolongement rachidien soit détruite, le
sujet ne ressent pas la douleur que l'on provoque dans les parties qui sont situées au-dessous
de la lésion. D'après M. Flourens, on peut
remonter depuis le dernier renflement lombaire
jusqu'aux tubercules quadrijumeaux, sans ren-
contrer d'effets croisés; ainsi, si l'on irrite la
moitié droite de la moelle, les convulsions éclatent à droite; si l'on irrite la moitié gauche,
elles éclatent à gauche. Le même physiologiste
divisa, sur plusieurs lapins, la moelle allongée :
sur un, la section eut lieu au-dessous de l'origine de la huitième paire; les mouvemens inspiratoires de la tête et du tronc furent anéantis.

4..

Sur un autre lapin, la section eut lieu au-dessus
de l'origine de la huitième paire ; les mouvemens de la tête furent subitement éteins, mais
ceux du tronc continuèrent, quoique très-faibles
et très-pénibles, durant près de deux minutes.
M. Flourens a conclu de ces expériences :
1° qu'il y a dans les centres nerveux un point
(point où finit la moelle épinière et où la moelle
allongée commence, c'est-à-dire où finit un
ordre de phénomènes et où en commence un
autre ; car dans une masse de parties continues,
la division rationnelle de ces parties ne peut être
que la division même de leurs fonctions), auquel
la section de ces centres produit l'anéantissement
subit de tous les mouvemens inspiratoires, soit
du tronc soit de la tête. 2° Que ce point se trouve
à l'origine même de la huitième paire, origine
qu'il comprend dans son étendue, commençant
immédiatement au-dessus d'elle et finissant un
peu au-dessous. 3° Que les limites expérimenta-
les de ce point sont révélées au-dessous par la
persévérance des mouvemens inspiratoires, et
dont la simple section les anéantit tous. Il suffit
que l'organe qui le constitue reste attaché à la
moelle épinière pour que les mouvemens du
tronc subsistent ; il suffit qu'il demeure attaché
à l'encéphale pour que ceux de la tête subsistent.

Ce ne sont pas seulement les mouvemens respiratoires qui dépendent d'une manière si abso-
lue de ce point; c'est de ce même point que
dépendent encore toutes les autres parties du
système nerveux. Quant à l'exercice de leurs
fonctions, il suffit qu'il en soit détaché pour
qu'elles perdent la faculté d'agir. Ce point n'a
que quelques lignes d'étendue chez les lapins
(sa limite inférieure est trois lignes au-dessous
de l'origine de la huitième paire), et doit varier
en dimension d'après la grandeur de l'animal.

M. Ch. Bell a le premier signalé, dans la
moelle épinière, des faisceaux affectés aux nerfs,
des mouvemens et de la sensibilité. Les expériences de M. Magendie sont venues confirmer
cette opinion. M. Calmeil coupa en travers les
faisceaux postérieurs du prolongement rachidien ; il intercepta, au-dessous de la section, le
mouvement et la sensibilité ; il a également
irrité à plusieurs reprises et avec force les faisceaux antérieurs de cet organe sur un agneau;
l'animal n'a pas crié, n'a pas fait de mouvement,
et n'a pas même paru s'apercevoir de ces irrita-
tions(1); il a donc conclu de ces expériences, que

---

(1) Ce qui indiquerait que l'électricité serait dirigée

la face postérieure de la moelle était éminemment irritable, et que la section des faisceaux postérieurs empêchait le cerveau de percevoir l'irritation dirigée sur ces faisceaux.

Des expériences faites par ce même médecin démontrent que la face interne de la moelle épinière préside aux mouvemens.

Ainsi, la sensibilité est donc due au choc électrique, déterminé par la neutralisation des deux fluides : différentes parties de la peau sont le siége de sensations particulières, plutôt que d'autres; le châtouillement réside aux hypocondres, à la plante des pieds, à la paume des mains, etc.

Je ne dirai ici que très-peu de chose concernant les cinq sens, c'est-à-dire du toucher, du goût, de l'odorat, de l'ouïe et de la vue; ces fonctions ont été trop bien traitées pour pouvoir y ajouter. Seulement je pense qu'il faut, pour qu'elles aient lieu, que les phénomènes chimiques et physiques soient développés dans

---

au cerveau par la face postérieure de la moelle épinière, et que ce serait par la face antérieure de cet organe que le cerveau dirigerait le fluide nécessaire aux fonctions organiques.

les organes de ces fonctions. De sorte que le toucher ne sera pas perçu si la circulation est
nulle dans la partie, ou bien si le fluide est
intercepté par la section d'un nerf. Pour que la
perception du goût ait lieu, il ne suffit pas que
les papilles de la langue soient soumises au contact des corps sapides; il faut encore que les
principes élémentaires de ces corps soient divi-
sés et dissous par un fluide approprié (la salive),
et que, par leurs combinaisons, des phénomènes
chimiques soient dégagés, et qu'un courant
électrique soit dirigé du cerveau aux organes
du goût, pour opérer la neutralisation de ces
fluides, et en même temps entretenir les combinaisons chimiques. Ainsi, les quadrupèdes qui
ont la langue armée de papilles épineuses, ont le
sens du goût plus obtus que les autres; les reptiles
doivent avoir les impressions du goût très-peu
sensibles, leur langue étant très-sèche. Nous
voyons également que les organes de l'odorat
contiennent beaucoup de petites glandes qui
fournissent un mucus qui les tient continuellement dans un état de mollesse nécessaire pour y
développer les phénomènes chimiques et physiques, et percevoir les odeurs. Quant à l'ouïe,
c'est encore le son qui, après avoir été rassemblé
par l'oreille externe, vient frapper le nerf auditif

épanoui dans les canaux demi-circulaires, et dans le limaçon, baigné par la liqueur de *Cotunni*. Enfin, pour que l'acte de la vision s'opère, il faut que l'œil soit en contact avec la lumière, résultat de la neutralisation des deux électricités ; que la rétine ne soit ni trop ni trop peu sensible, que la pupille ne soit pas trop rétrécie ni immobile, que les humeurs soient transparentes, que l'œil soit obscur, excepté son axe, que les rayons se rendent tous sur la rétine, qui en reçoit les impressions pour les transmettre au cerveau, qui perçoit et juge. Je laisse ici aux idéologues et aux philosophes le soin de s'occuper du principe intellectuel, ne traitant dans ce mémoire que des phénomènes qui proviennent des combinaisons de la matière.

De la Vie.

Comme nous l'avons démontré, l'homme est donc une machine électrique entretenue par trois fonctions principales ; que c'est à l'harmonie avec laquelle ces trois fonctions s'exécutent que la pile est chargée du fluide nécessaire pour maintenir, dans l'économie animale, cet état que l'on appelle santé ; tandis qu'au contraire, si par une cause quelconque ces fonctions sont altérées, et que la pile ne soit chargée qu'imparfaitement, ou qu'elle finisse même par manquer de fluide, les contractions qui entretiennent l'équilibre des fonctions n'auront plus lieu, et alors la vie sera anéantie. C'est donc à l'ensemble des phéno-mènes chimiques qui se passent dans le corps des animaux, pour y produire deux principes de force (l'électricité résineuse et vitrée), qui par leur neutralisation et leur renouvellement continuel animent chaque organe et déterminent cette harmonie constante qui règne dans toutes les fonctions, qu'est dû l'entretien de leur vie; de sorte que l'homme, en voyant l'éclair sillonner la nue, croyait ne voir dans ce phénomène qu'un agent destructeur, tandis qu'au contraire la nature lui a toujours montré la réunion des deux forces, principe de son existence. Ainsi, les animaux ne sont donc que des machines dont les fonctions sont soumises aux lois de l'électricité, dirigée (chez l'homme surtout), par une essence supé-rieure qui régit les fonctions, comme Dieu gou-verne l'univers.

Les phénomènes de la vie sont plus déve-loppés chez l'enfant, parce que son sang ayant moins d'espace à parcourir, est plus souvent oxigéné par la respiration; la pile qui dirige un courant électrique à ces organes, où les phé-

nomènes chimiques sont très-fréquens, est très-
développée , parce que , pour entretenir ses
fonctions, elle a besoin de fournir et de recevoir
une plus grande quantité de fluide. Chez l'adulte,
les phénomènes se passent avec plus de régularité ; aussi est-ce à cette époque que l'homme se
sert avec le plus d'avantage de ses brillantes fa-
cultés : chez le vieillard, au contraire, l'action organique devient languissante, le volume du corps
diminue, la peau se ride, les forces morales et physiques baissent sensiblement ; il met de la lenteur
dans toutes ses actions , de la roideur dans tous
ses mouvemens ; tous les organes se durcissent,
les phénomènes chimiques et physiques ne se
font qu'avec difficulté , et bientôt le sang veineux n'arrivant plus aux poumons, pour y être
oxigéné, tout le mécanisme organique cesse,
tous les organes sont comme anéantis, et enfin
arrive ce terme de la vie où le corps rentre sous
l'empire des agens physiques : une décomposition
de ses principes élémentaires a donc lieu pour
former d'autres combinaisons. Ainsi , la décomposition des corps, ou la putréfaction, n'est que la
combinaison de leurs principes élémentaires avec
d'autres existant dans la nature, pour fournir une
création nouvelle.

De l'Inflammation.

Pour que l'inflammation ait lieu dans un organe quelconque, il faut qu'il soit soumis à l'action d'un corps composé ou bien d'un principe élémentaire : la chaleur détermine également des modifications rapides parmi les corps placés sous son influence ; cependant il y a moins de maladies l'été que l'hiver ; cela s'explique facilement, car pendant l'été l'air est raréfié, et par cela même contient moins d'oxigène ; tandis qu'il en contient davantage l'hiver, ce qui fournit plus de ce principe à l'économie, et y alimente en proportion les phénomènes chimiques et physiques ; pendant cette saison l'air est humide, le corps perd une plus grande quantité de son fluide que l'été, ce qui, augmentant l'action chimique des corps, y détermine plus facilement des altérations ; tandis que l'été, la plupart des maladies dépendent plutôt de l'action prolongée du soleil. Lorsqu'il y a contact, les modifications chimiques seront en raison de ce contact, et le choc électrique qui en résultera sera plus ou moins considérable. L'altération des tissus, pour être ensuite entretenue et alimentée, a besoin d'un second agent ; c'est le sang artériel qui, attiré dans la partie, y augmente l'assimilation, afin que ce principe modificateur (l'oxigène) soit fourni à la partie malade ; la circulation veineuse s'accélère, la respiration s'élève, et la circulation artérielle, soumise à cette dernière fonction, devient de plus en plus rapide. La période inflammatoire durera et sera plus intense en raison de la force du sujet et de la quantité de globules contenus dans son sang, globules qui, dans la respiration, s'emparent d'une quantité donnée d'oxigène, augmentent la force d'impulsion du sang artériel et chargent la pile électrique. Chez les sujets lymphatiques et faibles, l'inflammation sera moindre et de moins de durée (leur sang contenant moins de globules, ce qui, par conséquent, fournira moins d'oxigène à la partie soumise aux modifications chimiques). Si par des émissions sanguines on n'enlève pas au sang le nombre de ses globules qui entretiennent l'inflammation, les phénomènes chimiques qui sont alors augmentés dans toute l'économie les épuiseront, mais après cependant qu'ils auront concouru à altérer les tissus de la partie malade. Lorsque les globules qui alimentent l'inflammation sont diminués tellement que le sang est devenu séreux, les modifications chimiques ne pouvant être aussi régulièrement entretenues, la respiration de-

vient plus rapide mais plus courte, afin que
l'action répétée de cette fonction, puisse com-
penser la quantité d'oxigène pris par le sang,
lorsqu'elle est plus large et plus étendue ;
les contractions électriques sont également plus
rapprochées, mais comme il y a diminution de
combinaison dans les proportions des principes, elles sont moins fortes ; le pouls est alors
petit, et la force d'impulsion suivra celle des
mouvemens respiratoires ; l'électricité mise à
nu étant moins considérable, la pile se chargera
alors d'une manière incomplète, le fluide
qu'elle contiendra ne sera pour ainsi dire qu'employé à neutraliser celui contraire, dégagé par
les combinaisons chimiques qui ont lieu dans
l'organe malade ; aussi toutes les fonctions du
corps languissent-elles et s'exécutent-elles avec
difficulté, et comme les principes qui se combinent avec l'oxigène sont fournis aux dépens
du corps, celui-ci dépérit, et si cet état se
prolonge, comme le sang n'est plus renouvelé
par le chyle, ce fluide devient de plus en plus séreux ; l'oxigène pris par la respiration ne trouvant
plus autant de principes pour se combiner, les
contractions électriques qui donnent l'impulsion
à la circulation artérielle sont moins fortes,
et deviennent de plus en plus rapprochées, afin

que le sang puisse arriver avec une plus grande
activité à tous les organes et à la partie malade,
pour y entretenir le travail inflammatoire, ce qui
diminue le nombre de ses globules, car ce sont
eux qui entretiennent l'assimilation qui s'opère à
chaque contraction du cœur (contraction qui en-
voie à cette fonction une certaine quantité de
sang artériel). C'est en vain que la circulation devient de plus en plus active pour obtenir d'électricité par sa vitesse, ce qu'elle perd par l'entretien
des phénomènes chimiques et physiques; la pile se
charge difficilement, et ne pouvant alors fournir
le fluide nécessaire à l'entretien de la vie, toutes
les fonctions du corps s'anéantissent, et ce dernier rentre alors sous l'empire des lois générales
qui concourent à sa destruction.

Lorsque les phénomènes chimiques qui se
passent dans la partie malade diminuent d'intensité et qu'ils s'harmonisent avec les autres
parties de tout le corps, cela s'appelle déli-
tescence.

Si ces phénomènes disparaissent de cette partie pour se développer dans une autre, cela s'appelle métastase.

Si, au lieu de diminuer, ils se développent
avec une action extrêmement violente, l'oxigène
apporté en grande quantité par le sang artériel

finit par désorganiser cette partie, en la modi-
fiant d'une telle manière, que sa composition
chimique n'est plus en rapport avec les autres
tissus qui l'avoisinent; aussi, les phénomènes
qui constituent sa vitalité ne pouvant plus y
être développés, et le sang qui contient les principes assimilateurs ne pouvant plus parvenir
dans son tissu, elle est alors frappée de mort et
soumise à l'action désorganisatrice des agens
extérieurs; c'est cet état que l'on appelle gangrène.

Il est une autre espèce de gangrène, c'est celle
que l'on voit survenir chez les vieillards, ou bien
chez les sujets épuisés; c'est cette gangrène que
l'on appelle sénile, et celle que l'on remarque
dans les fièvres typhoïdes. Lorsqu'elle se déclare,
l'excitation de la partie est si peu considérable
qu'à peine s'il y a douleur; la rougeur passe au
violet et au noir, sans qu'il paraisse ni gonflement
ni chaleur. Cet état gangréneux s'explique facilement par l'épuisement du sujet chez lequel les
fonctions vitales sont tellement languissantes,
que les phénomènes chimiques peuvent à peine
y être développés, et le peu de fluide dont la
la pile est chargée est bientôt épuisé par les
modifications chimiques qui se déclarent dans
la partie malade; alors comme la respiration,

très-courte et très-lente, produit à peine d'électricité, les phénomènes chimiques et physiques de la vie sont à peine sensibles, et cette partie privée d'action tombe en gangrène.

Si l'inflammation parvient à son *summum*, sans que les modifications dont je viens de parler se soient développées, au bout de quinze ou vingt jours, il se manifeste des altérations spéciales, et le pus, liquide, blanc, crémeux, sans odeur et sans âcreté, est le résultat des changemens chimiques qui sont produits.

L'inflammation a toujours été reconnue par les signes suivans : tumeur, rougeur, chaleur et douleur. La tumeur, la rougeur et la chaleur sont le résultat de l'action chimique que le sang artériel détermine dans l'organe malade, où il est poussé plus rapidement. La douleur a pour cause la neutralisation des deux fluides plus abondamment dégagés, qui, produisant des commotions plus fortes que dans l'état normal, repousse la couche d'électricité qui existe entre le névrilemme et le nerf jusqu'au cerveau, ce qui impressionne cet organe d'une manière plus vive.

L'inflammation présente une infinité de nuances, d'après la structure des tissus où elle a lieu ; si elle se développe dans une partie où dominent les capillaires sanguins, les modifications chimiques qui en résulteront seront plus actives, et l'altération des parties plus rapide, tandis qu'au contraire elle sera plus lente dans les tissus glanduleux.

Application générale des Moyens thérapeutiques.

Lorsque l'inflammation est à son début, il ne faut pas attendre que les modifications chimiques soient développées d'une manière intense, et que les tissus soient déjà altérés, pour avoir recours aux émissions sanguines; car, plus on se hâtera, plus tôt on atténuera ces modifications, en enlevant au sang une grande partie de ses globules, et plus tôt on diminuera la quantité d'oxigène introduite dans l'économie. Il sera également utile de faire observer une diète sévère, les pertes des matières animales n'étant pas réparées, les globules du sang, seront proportionnellement moins nombreux, la respiration sera moins active, et la pile, moins chargée de fluide, apportera nécessairement une entrave aux phénomènes chimiques développés dans la partie malade. Il existe un moyen des plus efficaces pour arrêter les combinaisons chimiques, terrible dans l'esprit des personnes imbues de vieux préjugés, que l'on emploie fréquemment de nos jours, avec succès, dans certains cas de chirurgie. J'ai été à même de constater l'efficacité de ce moyen dans plusieurs cas de médecine, où il n'a pas encore été mis en usage ; je veux parler de l'application prolongée de l'eau froide renfermée dans des sacs de gomme élastique, dont le tissu serait très-fin, et auxquels on donnerait l'étendue que l'on pourrait désirer.

L'application, sur la partie enflammée, de l'eau froide que l'on renouvellerait aussitôt qu'elle aurait perdu de sa température, remplacerait avantageusement les cataplasmes : le froid produit, au commencement de son application, une sensation désagréable ; mais en le continuant, il a l'avantage inappréciable de diminuer et même d'arrêter l'action chimique, de rétablir l'équilibre dans la partie, et par la même raison dans toute l'économie. Dans les affections cérébrales, on a tous les jours des preuves évidentes de son efficacité. Si dans une maladie aussi grave on en obtient de si bons effets, pourquoi n'en étendrait-on pas son emploi à d'autres maladies (mais de son emploi permanent), telles que la gastrite, la gastro-entérite, la péritonite, la car dite et l'inflammation des plèvres, etc., etc., jusqu'au moment de la terminaison

de l'affection ? Le docteur Currie emploie avec
avantage les lotions d'eau froide dans les maladies de la peau ; je le conçois, lorsque je réflé-
chis qu'alors tous les phénomènes chimiques ont
lieu à l'organe cutané : aussi voit-on les malades
éprouver une anxiété considérable, respirer précipitamment, afin d'entretenir ces phénomènes,
ce qui, alimentant la chaleur à cette région,
enlève le fluide à la pile, sans lui en restituer
autant qu'elle en cède ; et pour peu que cet état
se prolonge, l'individu périt promptement. Je
suis donc convaincu que le docteur Currie a
raison ; je cite à son appui une note tirée de
l'ouvrage du docteur Bateman, intitulé : *Abrégé
pratique des Maladies de la Peau*, à l'article
Scarlatine, page 118 : « L'efficacité constante
et l'inocuité de l'eau froide à l'extérieur, dans la
scarlatine et dans les autres maladies fébriles,
accompagnées d'une grande chaleur à la peau,
ont été constatées pendant vingt années d'une
manière très-manifeste. . . . . . . Il est réel-
lement très-malheureux que quelques praticiens
veuillent encore s'obstiner à regarder cette pratique comme un essai, et qui répètent toujours
ces ridicules hypothèses sur la répercussion de
la matière morbide, la constriction des pores,
comme des raisons propres à combattre les té-

moignages des médecins qui répandent le plus grand lustre sur notre art. Quant à moi, j'ai employé constamment cette pratique dans la scarlatine (et dans les fièvres typhoïdes, dans les dix dernières années pendant lesquelles j'ai été chargé de l'inspection des fiévreux); j'ai suivi les principes thérapeutiques établis par le docteur Currie ; je n'ai été témoin d'aucun inconvénient de son emploi, et bien loin d'en tirer de mauvais effets, je lui ai vu produire une efficacité si grande, qu'aucun autre remède ne saurait lui être comparé. Pour diriger les médecins qui ne connaissent point cette pratique, (si quelques-uns d'entr'eux sont encore dans ce cas), nous pouvons avancer, en empruntant au docteur Currie ses propres expressions, que l'eau froide employée à l'extérieur est un moyen invariablement sûr et salutaire, lorsque la chaleur du corps s'élève au-dessus de la température naturelle, lorsqu'aucun sentiment de froid ne se fait sentir; et que la transpiration n'est ni générale ni étendue. Mais le précepte suivant m'a paru très-propre à bien diriger les gardes-malades; il consiste à recourir à l'eau froide, toutes les fois que la peau est brûlante et sèche ; le docteur Stanger, en traitant cette maladie chez les enfans de l'hospice des Enfans-Trouvé, ne croyait pas nécessaire de prendre d'autres précautions. L'eau froide agit d'une manière remarquable; elle rafraîchit le tissu de la peau, diminue la fréquence du pouls, éteint la soif et dispose au sommeil.» Ce médecin trouvant que cette application est très-salutaire, ajoute: « J'ai employé ce moyen dans chaque période de la fièvre, toutes les fois que la peau était brûlante et sèche.» Il est malheureux que cette manière de penser n'ait pas été partagée par les médecins, car il y aurait eu moins de victimes. Jai vu moi-même périr en peu de temps des malades chez lesquels la peau était sèche et brûlante, atteints de rougeole, de miliaire, de scarlatine; c'est cette terminaison funeste que plusieurs auteurs ont désignée sous le nom de raptus au cerveau, terminaison que l'on doit plutôt attribuer à l'absence totale de fluide à la pile; j'ai vu, dis-je, des malheureux être dans une agitation continuelle, se plaindre d'une oppression considérable et succomber enfin, parce qu'ils étaient maintenus dans une chaleur qui augmentait encore les phénomènes chimiques à la région cutanée, et comme il y avait plus de fluide de consommé que de réparé, la pile en était déchargée en peu de temps, ce qui explique leur mort presque subite, car on a tous les jours des preuves évi-

dentes qui démontrent combien la chaleur est
à redouter dans le cas d'asphyxie ; les sinapismes
sont également nuisibles dans cette circonstance,
en ce quils déterminent aussi des modifications
chimiques qui enlèvent également le fluide sans
qu'il soit réparé.

Dans le croup, on a toujours cru que les enfans
périssaient privés d'air : cela est vrai , sans nul
doute ; mais il est une autre cause qui dépend
de l'obstacle mécanique apporté à la respiration,
je veux parler de la diminution de la force qui fait
remonter le sang veineux à l'artère pulmonaire ;
commel'air arrive difficilement aux poumons, le
sang, privé d'oxigène, ne recevant pas une impulsion aussi grande, n'est pas porté dans l'économie avec autant de régularité, les fonctions d'assimilation ne se font qu'imparfaitement ; la
machine électrique ne reçoit par conséquent
que très-peu de fluide , les fonctions de l'économie entière se ralentissent, la circulation veineuse s'arrête de plus en plus, et l'enfant périt
asphyxié. L'emploi de la vapeur d'eau bouillante
que j'ai conseillé, dans un mémoire publié sur le
Croup, en 1834, a, à mon avis, un très-grand
avantage dans le début de cette maladie; car il
maintient la chaleur à la région cutanée, et par
conséquent y entretient l'action qui repousse le

sang veineux aux organes pulmonaires. Si, par la négligence des parens, le médecin n'est appelé qu'à la dernière période de cette affection, il ne devra pas appliquer de sangsues, puisqu'à cette époque il n'y a plus d'inflammation, que l'hématose se faisant à peine, très-peu d'oxigène est porté dans l'économie. J'ai toujours vu, pendant cette période, l'application de sangsues être suivie d'une mort prompte. Comme nous l'avons déjà fait remarquer, il faudra laisser le malade à l'air libre, jusqu'au moment où l'on sera assez heureux pour ranimer toutes ses fonctions, et l'on n'ignore pas combien la chaleur est nuisible lorsque l'individu est menacé d'asphyxie. Les sinapismes, par la même raison, sont aussi nuisibles, car on voit souvent l'impression de l'air ranimer une vie presque éteinte. Les médicamens les plus convenables à employer dans ce cas sont l'émétique, les lavemens vinaigrés et le calomel à la dose d'un grain ou deux par heure ; ces substances ont l'avantage de déterminer des secousses électriques dans le canal digestif, et ranimer la circulation veineuse. L'émétique, par les secousses violentes qu'il provoque, donne une impulsion très-grande au sang veineux ; et de plus, les combinaisons chimiques ayant lieu dans les organes digestifs, l'électricité

vitrée mise à nu n'est pas perdue pour la pile.
Deux cas récens de guérison de croup, à la dernière période, dont je publierai plus tard les
observations, m'ont démontré l'efficacité de ces
moyens.

Je suis bien persuadé qu'une quantité immense
de personnes affectées du choléra sont mortes de
cette maladie, parce que l'on ignorait l'application de ces lois; ainsi, dans cette affection, où
il n'y avait plus d'hématose, où le sang n'était
plus oxigéné, où les fonctions d'assimilation
étaient anéanties, où la pile était privée de fluide;
on irritait la peau par de nombreuses frictions,
on les plongeait dans une atmosphère de chaleur,
sans concevoir quels avantages on pouvait réti-
rer de son application, et alors les malheureux
cassaient bientôt de vivre, privés du peu de
fluide qui pouvait encore ranimer leur existence.

Peut-il être démontré que la nature du choléra est inflammatoire, ou bien que cette maladie
est plutôt due à un agent introduit dans l'économie pendant la respiration qui, dégageant de
l'électricité résineuse, amène, dans l'action des
phénomènes qui se développent dans le poumon,
une perturbation générale? Malgré que l'on
ignore encore la nature de cet agent, je crois

qu'il est plus rationnel de lui attribuer la cessation graduelle et même l'anéantissement total
(cela dépend de l'énergie avec laquelle il agit
sur l'économie) des contractions électriques qui
fournissent la force d'impulsion au sang artériel,
destiné à alimenter la fonction d'assimilation. Le
sang veineux n'est plus alors repoussé aux organes
pulmonaires, ce qui apporte une entrave à l'hématose, puisque l'oxigène ne rencontre plus de
globules pour se combiner avec eux. Des expériences faites sur l'air respiré par des cholériques
non cyanosés, démontrèrent qu'il y avait bien
moins d'oxigène d'absorbé que pendant l'état de
santé. MM. Baruel et Clanny reconnurent chez les
personnes attaquées de cette maladie et cyano-
sées, que l'air atmosphérique ne subissait aucune
modification dans le poumon. Cela démontrerait
donc que la cause première du choléra est dans
l'air; que c'est par la respiration que l'homme
est soumis à son influence; que c'est par la cessation graduelle des contractions électriques du
cœur, cessation qui amène l'arrêt de la circulation artérielle, que l'on peut expliquer les
phénomènes observés dans cette cruelle maladie;
que le froid glacial dépend du défaut d'assimilation; que les crampes sont dues à ce que la

couche électrique cutanée n'étant plus entretenue, les muscles sont attirés par le peu de fluide qui existe encore à la pile ; que la cyanose a pour cause la stagnation du sang veineux dans les vaisseaux capillaires ; que l'anéantissement de toutes les fonctions est dû à ce que le sang qui les entretient n'a plus de force d'impulsion, enfin que les matières chymeuses et chyleuses, qui sont rejetées au-dehors par les vomissemens et les déjections, s'expliquent par l'obstacle qu'éprouve le chyle pour se combiner avec le sang, et par la chaleur qui existe encore dans le canal digestif, chaleur qui maintient dans cet organe des modifications chimiques ; le peu de fluide vitré qui existe au cerveau vient neutraliser le fluide contraire fourni par les matières contenues dans l'estomac et l'intestin, et comme elles ne peuvent plus être dirigées dans l'économie, elles sont repoussées en-dehors par les vomissemens et les déjections, ce qui diminue encore le fluide de la pile, puisque les substances rejetées proviennent du corps. Le même phénomène se passe également à la suite d'une saignée, lorsque l'individu éprouve une syncope, pendant laquelle la circulation s'arrête, et l'assimilation n'a plus lieu dans l'économie. Les matières contenues dans le tube digestif sont rejetées par le même mécanisme, et les vomissemens ne cessent que lorsque les fonctions assimilatrices ont repris leur cours.

Le traitement à mettre en usage dans la période algide doit d'abord consister à rétablir les mouvemens circulatoires ; pour y parvenir, il faut chercher à exciter les fonctions qui chargent la pile, plutôt que de déterminer, comme on l'a fait jusqu'à présent, des phénomènes chimiques chez celle qui lui enlève son fluide ; il ne faudra pas réchauffer la périphérie du corps, en plongeant le patient dans une atmosphère de vapeurs chaudes, ou bien en excitant la peau par des frictions. Tant que le malade sera dans cette période, il faudra s'abstenir d'émissions sanguines ; car au lieu d'en obtenir un effet avantageux, on enlèverait au corps le peu de fluide qui entretient encore sa faible existence. L'emploi des bains froids serait très-nuisible dans cette période. Le meilleur moyen d'établir des contractions électriques dans le canal digestif est l'emploi d'un vomitif qui, neutralisant une grande quantité de fluide résineux, met à nu une proportion égale de fluide vitré qui est alors conduit à la pile par le grand sympathique. L'eau vinaigrée, administrée en boisson froide et en quart de lavement, sera le meilleur moyen que l'on pourra mettre en usage; car c'est la boisson qui contient le plus d'oxigène pour être introduite sans danger dans l'économie, et déterminer des phénomènes chimiques et physiques en rapports avec ces organes.

« J'ai vu, dit le docteur Bateman (Maladies » de la Peau, page 45), plusieurs exemples » de l'influence immédiate de l'acide acéteux » sur la peau, surtout pendant l'été ; cet acide » produisait un sentiment de chaleur et de » fourmillement après avoir été avalé, etc. »

Lorsque, par ces moyens, on sera parvenu à ranimer généralement la fonction d'assimilation, il sera alors utile de maintenir chaudement les malades, pour enlever, par la transpiration sensible, les principes qui, rejetés au-dehors, diminuent les globules du sang et atténuent les phénomènes chimiques qui doivent se développer dans les différens organes où le sang veineux, resté stationnaire, a besoin d'une force d'impulsion assez grande pour être reporté dans le torrent de la circulation. Afin de diminuer la violence des phénomènes qui se déclarent dans cette période, développés de plus en plus par la respiration, qui fournit au sang l'oxigène nécessaire à leur entretien, on ne devra pas craindre d'employer la saignée. Il faudra recommander aux malades une diète sévère, jusqu'à ce que l'équilibre des fonctions soit rétabli dans l'économie.

De la Fièvre typhoïde.

Depuis long-temps j'ai pensé que la fièvre typhoïde avait d'autres causes que les plaques circulaires enflammées de l'intestin grêle; j'ai toujours cru que ce trouble de l'innervation qui précède tous les autres symptômes, que cet état de stupeur, cette exaltation, d'abord de la sensibilité, de la vue, de l'ouïe, que ce délire, cette céphalalgie, ensuite cette surdité, ces paralysies de la vessie, du rectum; tout cela ne pouvait pas être causé par des ulcérations, quelquefois même par une seule, de l'intestin grêle, ni par quelques rougeurs arborisées de la muqueuse intestinale. S'il en était ainsi, je l'avoue, toutes les idées générales que nous avons sur les rapports qui existent entre les causes et les effets devraient être renversées; les résultats les plus grands seraient causés par les causes les plus minimes, et les moins durables produiraient les effets les plus étendus. Je pense donc qu'une cause aussi bornée ne peut déterminer un appareil aussi formidable de symptômes; que cette terrible maladie réside ailleurs que dans l'affection de la muqueuse, et que celle-ci, comme les autres altérations, soit du cœur, soit du foie, de la rate, ne sont que le résultat d'une cause plus importante.

Avant de nous occuper à rechercher les causes de cette affection, nous allons d'abord passer en revue ses symptômes.

Dans la période inflammatoire il y a des douleurs vagues dans tous les membres, le malade se plaint dans les lombes de lassitudes spontanées, de céphalalgie intense, son faciès est animé, rouge, sa langue est humide, rosée ; à cette époque, le ventre n'est nullement douloureux à la pression, il est souple, les selles sont naturelles, quelquefois il y a constipation, la soif est peu vive, la langue est à l'état normal ; la céphalalgie persiste, le malade éprouve des pesanteurs de tête, des bourdonnemens, une tendance continuelle au sommeil, un véritable coma ; ses réponses sont lentes, son faciès est abattu, ses yeux fermés ou demi-fermés, injectés et rougis, larmoyans, impressionnables à la lumière, le regard est incertain, le système musculaire semble perdre de son énergie, les mouvemens s'exécutent avec lenteur, le décubitus a lieu sur le dos, les excrétions sont rares, peu abondantes, la respiration est profonde, le pouls est accéléré et développé, la peau, sèche ou humide, se couvre de sudamina.

Si pour la plupart du temps, dans cette période, cette maladie présente cette suite de symptômes, il s'en faut cependant que ce soit constamment; quelquefois elle est annoncée par une vive exaltation cérébrale. Le malade est inquiet, s'agite continuellement, sa parole est brève, ménaçante, il cherche à sortir de son lit, et bientôt un délire violent se manifeste; cette exaltation, qui a lieu ordinairement la nuit, est de courte durée et après quelques heures il retrouve le calme. On voit des malades qui passent les nuits dans un délire des plus violens et le lendemain sont tout-à-fait apyrétiques. Pendant ce délire la respiration est très-rapide, le pouls est fort, développé, fréquent, les yeux sont brillans, souvent injectés, la langue sèche, la peau chaude et sèche; quelques malades présentent alors des symptômes abdominaux, quelquefois les douleurs de ventre et la dyarrhée paraissent par intervalles; le ventre qui le plus souvent est mou et souple, peut être plat, tendu et résonnant à la percussion; l'état de la langue varie, elle est humide et blanche, ou sèche, ou rouge, il y a une soif intense. Tels sont à-peu-près les symptômes de la période d'invasion et inflammatoire, dont la durée est tellement variable, qu'elle peut être d'un à trois septénaires ; quelquefois plus encore, et, pendant tout ce temps , cette maladie peut rester dans un état stationnaire.

Dans la période d'atonie, l'affection intestinale devient plus évidente ; mais ces symptômes dépendent-ils de l'inflammation de la muqueuse ou d'une autre cause ? voilà la question. Le ventre est douloureux à la pression (cette douleur est très-peu sensible), il est tendu, balonné, le météorisme est porté au plus haut degré, les parois abdominales se soulèvent au point de dépasser les côtes asternales. Le ventre résonne comme un tambour, la dyarrhée survient, les selles sont fétides, involontaires ; il y a incontinence d'urine, la langue est crevassée, fendillée, tantôt petite, dure, immobile, comme retirée sur elle-même, et est recouverte, ainsi que les dents, de mucosités brunes, noirâtres, épaises ; la déglutition est difficile, quelquefois il y a trismus, la respiration est le plus souvent accélérée, il y a expectoration de matières rougeâtres, les signes cérébraux persistent, il y a une prostration extrême , le délire est borné à une loquacité vague, sans suite, à des rêvasseries, la figure est décolorée, le malade éprouve une grande impossibilité de mouvoir ses membres ; si on le pince, il ne bouge

point, il y a soubresaut dans les tendons de la
carphologie, il survient des escarres au sacrum,
la voix est altérée, le pouls, petit, fréquent dans
le paroxisme, est quelquefois d'une grande lenteur. Dans les derniers momens, les extrémités
se refroidissent, la peau exhale une sueur froide,
le faciès est profondément altéré, maigre, jaune,
terreux, les yeux sont caves, le nez pincé, les
narrines sèches, pulvérulentes, les commissures
abaissées, le pouls devient petit, irrégulier, inter-
mittent, et finit par s'éteindre jusqu'à la mort.

En recueillant exactement tous les symptômes
et en faisant un juste rapprochement, on voit
d'abord que pendant la première période inflammatoire ils semblent dépendre tous d'un trouble
général des fonctions de la pile électrique (le cerveau et la moelle épinière); il n'est donc pas
convenable de placer, d'après les lois de la saine
physiologie, la cause du trouble des fonctions de
l'intelligence, et de toutes celles qui ont rapport à
la vie animale, dans les lésions et ulcérations des
membranes muqueuses gastro-intestinales, puisque chez certains sujets morts à la suite de fièvres
typhoïdes, ces ulcères n'existaient pas et qu'on les
voit exister chez beaucoup d'individus qui n'ont
pas présenté, pendant leur maladie, les symptômes de ces fièvres comme dans l'entérite, par

exemple. D'ailleurs, dans cette affection, les gros intestins sont sains, ce qui pourrait faire croire que la dyarrhée est plutôt due alors à un relâchement des intestins, puisque dans la colite, où il y a dyarrhée, la membrane muqueuse des colons est injectée et emphysémateuse; il y a donc lieu de croire que les ulcérations que l'on n'aperçoit dans les plaques de Peyer qu'après la mort du sujet (qui a lieu souvent au troisième septénaire et plus), sont plutôt dues à la stase dans le canal intestinal de matières mal élaborées, qui y déterminent des modifications chimiques, qu'à l'inflammation.

On voit donc que cette maladie, d'après ses symptômes, provient d'une autre cause que de l'inflammation intestinale; car si cette lésion était la source de tous les accidens qui ont lieu, elle se manifesterait à l'extérieur par des signes plus sensibles; tandis qu'au contraire, l'esprit le plus exact, la raison la plus sévère, ne peut apercevoir que des symptômes dépendant du trouble des fonctions du cerveau et de la moelle épinière; car dans toutes les inflammations aiguës, soit des membranes muqueuses ou séreuses, des organes parenchymateux, qu'elles soient même compliquées des signes d'une inflammation sympathique, jamais l'affection principale ne se trouve complètement masquée. Il y a dans cette maladie deux périodes bien tranchées, l'une inflammatoire, l'autre atonique.

Dans la période inflammatoire, il y a une augmentation générale des phénomènes chimiques ; le sang est porté dans tous les organes avec une force d'impulsion et avec une violence qui annoncent combien il y a d'oxigène d'introduit dans l'économie au moyen de ses globules, ce qui surcharge la pile électrique et produit ce délire quelquefois furieux. Une chose à remarquer, c'est que lorsque les fonctions respiratoires, nutritives et assimilatrices se font rapidement, il y a toujours délire ; tandis qu'au contraire, lorsque ces fonctions sont à peine développées, les malades conservent leur connaissance jusqu'à la fin. Le sang artériel, parvenu à tous les organes avec une violence qui n'est pas habituelle, y provoque l'augmentation des phénomènes d'assimilation ; la chaleur générale de tout le corps est augmentée, la respiration se développe en raison de tous ces phénomènes ; il y a tellement d'oxigène d'absorbé, qu'une partie du corps, tant soit peu irritée, peut tomber en gangrène ; la la langue est rouge, sèche. Cette période inflammatoire dure en raison de la force du sujet et de la quantité de globules contenus dans son sang ;

6..

mais lorsque le nombre de ces globules, qui entretiennent l'état inflammatoire, auront été épuisés par les nombreuses modifiations chimiques qui ont lieu dans tout le système organique, alors arrivera la période atonique. Les globules contenus dans le sang n'étant plus en rapport avec l'oxigène de l'air atmosphérique respiré, les contractions du cœur sont plus petites, mais la respiration s'élève de plus en plus, pour s'emparer d'une quantité assez grande d'oxigène, et arriver par la vitesse de ces contractions à l'entretien des phénomènes développés dans l'économie. La respiration est alors courte et rapide, les commotions qui résultent de cette fonction sont de moins en moins violentes; la pile finit par être presque privée de fluide; les fonctions organiques s'anéantissent, il se fait une décomposition générale, différentes parties tombent en gangrène, des gaz se developpent dans l'abdomen qui se ballonne, les selles sont involontaires, et la pile venant à manquer entièrement de fluide, l'individu s'éteint sans agonie.

Dans la première période inflammatoire, il faudra donc avoir recours à de nombreuses saignées; s'il y a des douleurs abdominales et de la dyarrhée (ce qui annoncerait une inflammation intestinale), il faudra appliquer des sangsues à l'anus et sur le point douloureux de l'abdomen ; car c'est surtout dès le début d'une maladie où les phénomènes chimiques se développent avec tant d'activité , qu'il est de la plus grande utilité d'enlever au sang les principes qui les entretiennent. On fera observer une diète sévère pour diminuer les globules du sang. Nous avons vu combien le froid arrêtait l'action des corps entr'eux : c'est dans cette affection que l'on doit l'appliquer le plus activement possible. J'ai été à même d'apprécier son action sur deux malades que j'ai rendus à la santé. Pendant le bain froid (à 20 ou 22 degrés) la langue de ces malades, qui était sèche et noire, devenait humide et perdait son état fuligineux. Le délire céda dès le début de la maladie pour ne plus revenir, à l'emploi permanent jusqu'à la fin de la maladie (trois septénaires), de vessies remplies d'eau froide appliquées sur la tête. On pourrait remplacer la vessie par une boule de gomme élastique qui communiquerait avec un long tuyau de même tissu, et qui aurait une issue à sa partie inférieure pour donner passage à l'eau lorsqu'elle ne serait plus à la température convenable : il y aurait également une ouverture supérieure pour introduire l'eau à volonté. La boule, en forme de vessie, serait attachée à la tête avec une courroie armée d'une boucle ; le tuyau serait maintenu sur le milieu de la colonne vertébrale par des rubans qui embrasseraient le corps à la poitrine et aux lombes. On donnera journellement au malade un bain à 22 degrés, et on l'y maintiendra aussi long-temps qu'il pourra le supporter ; boissons froides, légèrement mucilagineuses, quarts de lavemens amilacés, presque froids. Au moment qu'il sortira de la période inflammatoire, il faut bien se garder d'avoir recours à la saignée. On pourra alors appliquer avec succès des vésicatoires et des sinapismes (s'il y a cependant indication). Aussitôt qu'il sera possible, on soutiendra le malade avec du bouillon, des crêmes de riz, des boissons légèrement amères et aromatiques.

On pourra employer les mêmes moyens avec plus ou moins d'intensité, d'après la position du malade, pour la fièvre cérébrale, l'épilepsie, la manie, etc.

Inflammation des Membranes séreuses.

Dans cette inflammation, est-ce bien dans le tissu des membranes séreuses que les phénomènes chimiques ont lieu ? ou bien sont-ce les parties sous-jacentes qui en sont le siége? Car, dans l'inflammation aiguë de ces membranes, leur épaisseur n'est pas augmentée, et l'injection est toujours plus considérable dans les vaisseaux du tissu cellulaire sous-jacent; elles ne sont épaissies qu'à la suite d'une affection chronique. Ainsi, dans la péritonite, c'est toujours le tissu sous-piritonéal qui est le siége de l'injection, et l'inflammation est généralement plus commune sur les intestins que sur le feuillet du péritoine qui tapisse les parois abdominales. Dans la pleurésie, si la mort a été prompte, les arborisations vasculaires occupent le tissu qui leur est inférieur, et non la plèvre elle-même. Dans l'arachnoïde, les membranes sont intimement appliquées sur les circonvolutions cérébrales, et dans certains cas elles y adhèrent tellement, qu'on ne peut les enlever sans emporter une portion de la substance corticale.

Je pense donc que le siége des phénomènes chimiques a lieu immédiatement au-dessous de ces membranes, et à la périphérie de l'organe qu'elles tapissent; ce qui semblerait le faire croire, c'est que l'injection est plus considérable dans le tissu sous-jacent; que l'excessive douleur que les malades ressentent dans ces affections dépend de ce que les phénomènes chimiques sont plus alimentés, par rapport au fluide maintenu par ces membranes, dans le voisinage de l'inflammation ; ce qui explique alors la marche rapide de ces maladies vers un terme fatal ; que ces membranes ne sont pas épaissies, et que si elles le sont à la suite d'affections chroniques, cela tient à ce qu'elles sont imprégnées d'un liquide séreux alcalin, formé dans leurs cavités, qui altère leur tissu (1).

Dans ces maladies, le traitement sera donc en rapport avec les modifications chimiques développées : on devra insister sur les émissions sanguines (la saignée). On appliquera, sur la ré-

---

(1) Voici une expérience qui peut donner quelques éclaircissemens sur les sécrétions des membranes séreuses, et en même temps l'explication des épanchemens qui ont lieu à la suite des affections que l'on a attribuées à leur inflammation.

J'ai placé, dans un vase chauffé à la température de 26 degrés, du sang sortant de la veine ; j'ai recouvert le vase avec du parchemin, en dirigeant dans ce vase un courant électrique au moyen de la pile voltaïque ; au bout de quelques instans, la face du parchemin correspondant au sang était humide ; ce qui indiquerait que le liquide qui lubrifie les membranes est plutôt déposé sur leur surface, que le résultat de leurs sécrétions.

gion correspondant à l'affection, des vessies de gomme élastique, contenant de l'eau froide ; les bains presque froids, à 20 ou 22 degrés, seront d'un usage très-avantageux. S'il y avait déjà épanchement (surtout dans la péritonite), l'emploi de l'émétique en lavage serait très-utile, ainsi que l'usage des frictions mercurielles.

Des Fièvres Intermittentes.

Les fièvres intermittentes ont été jusqu'à présent le désespoir de la médecine organique ; on n'ignore pas les efforts nombreux de ceux qui ont voulu les rattacher aux irritations. En supposant que cela soit, il resterait encore à déterminer pourquoi ces phlegmasies ne sont pas continues ; mais on est forcé de convenir que les engorgemens des viscères, qui surviennent pendant le cours des fièvres intermittentes, n'en sont que le résultat et non les causes. Dans l'état actuel de nos connaissances, on en est réduit à avouer que le siége des fièvres est encore à trouver, et l'on ne peut guère espérer que l'anatomie pathologique parvienne jamais à éclaircir ce point obscur; car, en supposant qu'elle fit découvrir des altérations organiques, la cause de l'intermittence serait encore à déterminer. Je ne veux pas rapporter ici les différentes hypothèses sur lesquelles l'imagination des physiologistes s'est vainement exercée.

Je n'attacherai pas une grande importance à la distinction des différens types, puisque la différence des types ne change pas la nature de ces maladies. Les émanations marécageuses sont, de toutes les causes qui peuvent donner naissance aux fièvres intermittentes, celles qui les occasionnent le plus fréquemment ; aussi les observe-t-on le plus souvent sur les bords de la mer, dans les lieux voisins des marais, des lacs, des étangs, des mares dont les eaux sont stagnantes et vaseuses, des rivières qui coulent lentement, etc., etc. L'action de ces émanations est plus funeste et plus marquée pendant la nuit que pendant le jour ; la fièvre intermittente se compose d'accès offrant ordinairement trois stades.

Symptômes. — L'accès survient souvent sans signes précurseurs ; d'autres fois, au contraire, il est annoncé par des étourdissemens, des maux de tête, des douleurs aux membres, des spasmes dans les mollets, etc.

Dans tous les cas, le premier stade caractérisé après le froid commence par des bâillemens, des pandiculations, de la lassitude, du frisson, des horripilations, des nausées, quelque-

fois des vomissemens; la respiration devient
laborieuse, le pouls petit, faible, lent; la peau
devient pâle, l'urine est limpide; certains malades n'éprouvent qu'un refroidissement léger; chez
d'autres, le froid est très-intense. Les membres
sont fléchis et rapprochés du tronc; ils sont agi-
tés par des secousses convulsives, quelquefois on
voit même trembler le lit où ils sont couchés;
on entend des craquemens dans les articulations;
les dents se heurtent avec bruit, et la voix est
altérée et difficilement articulée.

A ces phénomènes succède une chaleur mala-
dive, ce passage du frisson à la chaleur est quelquefois rapide; le plus ordinairement il existe
entre les deux stades un espace de quelques minutes, d'un quart-d'heure et même davantage,
pendant lequel le malade n'a plus froid et n'a pas
encore chaud.

La chaleur, principal symptôme de ce second
stade, se montre ordinairement à la tête et à l'é-
pigastre, et descend de là progressivement aux
autres parties; d'abord légère, elle augmente
d'intensité à mesure qu'elle devient générale; la
peau prend une teinte rouge, plus marquée à la
face; les malades, qui jusqu'alors étaient restés
immobiles, se retournent, s'agitent pour trouver
une attitude plus commode et pour diminuer le

malaise et la chaleur qu'ils éprouvent ; la soif se
déclare et augmente avec la chaleur ; la bouche et
le gosier sont ordinairement le siége d'une sé-
cheresse considérable ; la respiration cesse d'être
difficile ; l'haleine devient chaude, le pouls ac-
quiert de la fréquence, l'urine est rouge. A ce
stade, qui dure depuis quinze à vingt minutes
jusqu'à plusieurs heures, succède en général celui de la sueur ; celle-ci peut être abondante ou
légère, consister en une simple moiteur, ou humecter une grande partie du lit dans lequel le
malade est couché ; elle se montre d'abord à la
tête, ensuite sur le devant de la poitrine, à la
partie supérieure et interne des cuisses, son
odeur est presque toujours aigre et analogue à
celle du levain. Lorsque la sueur commence, la
respiration devient plus libre, la soif, la chaleur
et la céphalalgie diminuent, le pouls est plus
souple, l'urine très-foncée, dépose un sédi-
ment briqueté. La durée ordinaire de cet accès
est de quatre à douze heures ; il en est qui se
prolongent davantage, en sorte que l'apyrexie
est à peine sensible : c'est ce qu'on appelle fièvre
subintrante.

Les fièvres intermittentes se développant toujours sous l'influence d'un air humide, sont dues
à ce que le corps perd son fluide par le con-

tact de cet état atmosphérique, et les types ne diffèrent que par la manière dont la pile se trouve déchargée plus ou moins rapidement. Ce qui viendrait à l'appui de ce que j'avance, c'est que les animaux ne sont presque point sujets à cette affection, par rapport à la densité de leur peau et au poil nombreux dont elle est recouverte.

Le premier stade est donc dû à ce que la pile se trouvant presque dépourvue d'électricité, les fonctions de tout le corps sont à peine entretenues, surtout celle d'assimilation à la périphérie du corps; la circulation, qui se fait quoique faible, se circonscrit dans les organes de l'intérieur où la chaleur animale existe encore; c'est alors que l'on remarque ce frisson et ce tremblement général.

L'assimilation se faisant à peine à la périphérie du corps, très-peu de fluide se perd dans l'atmosphère : pendant ce temps, la respiration se développe de plus en plus et recharge la pile. La circulation, suivant les mouvemens respiratoires, reprend son cours, fournit de plus en plus le sang veineux à l'hématose, et enfin finit par acquérir cette force nécessaire à son rétablissement dans l'économie entière; mais comme une grande quantité de sang est restée stagnante dans les organes abdominaux, il faut qu'une force égale à la quantité de ce fluide soit mise en action pour la reporter dans la circulation, ce qui augmente dans ces organes l'action vitale et détermine par la suite ces engorgemens auxquels des auteurs ont voulu rattacher la cause de ces fièvres. Dans ce stade, une grande quantité d'oxigène se combine avec les globules contenus dans le sang, et les symptômes inflammatoires qui sont en raison du nombre de ces globules, ne cesseront que lorsqu'une transpiration abondante aura rétabli l'équilibre des fonctions, en enlevant au sang les principes constituant ses globules, soit qu'ils se trouvent combinés avec l'oxigène pour fournir les acides acétiques et lactiques, ou bien qu'ils soient en dissolution dans la sueur.

Ce sont ces sueurs qui constituent le troisième stade, et qui seront d'autant plus abondantes qu'il aura fallu d'oxigène pour rétablir la circulation.

Le traitement de la fièvre consistera donc a préserver l'individu de l'humidité, en le faisant, s'il est possible, changer de localité pour le soumettre à un air sec (1); on lui fera porter des

---

(1) L'harmatan, ce vent qui souffle trois ou quatre

vêtemens de soie sur la peau. Pendant le premier stade, on donnera pour tisane des acides
végétaux; dans le second, si la circulation était
trop active, on pourrait pratiquer une saignée.
Enfin, dans l'apyrexie, on fera prendre pour
boisson des amers, tels que des décoctions de
quinquina, de centaurée; on administre le sulfate de quinine tantôt seul, tantôt combiné avec
des opiacés, enfin selon que la situation du malade l'indiquera.

Scorbut.

Le scorbut est une maladie produite par l'altération du sang, dont les symptômes sont une faiblesse musculaire excessive et des hémorrhagies
plus ou moins considérables par les vaisseaux capillaires.

---

fois chaque saison, de l'intérieur de l'Afrique, vers l'o-
céan Atlantique, dessèche les branches des orangers,
des citronniers. Ses effets sur les hommes ne sont pas
moins évidens; les yeux, les lèvres, le palais deviennent secs et douloureux; les mains, la face se pèlent.
Eh bien! au moment où ce vent apparaît, les fièvres
intermittentes sont radicalement guéries.

En considérant les causes qui contribuent le plus à développer cette maladie, on voit qu'elle attaque constamment les individus enfermés dans les lieux bas, froids, humides et obscurs, et surtout lorsqu'ils sont réunis en très-grand nombre. Une chose digne de remarque, c'est qu'elle se développe en automne, sévit en hiver et cesse en été ; les personnes qui s'y trouvent exposées perdent d'abord l'éclat de leur teint, pâlissent peu à peu, et au bout d'un certain temps se trouvent généralement affaiblies ; elles deviennent lentes, paresseuses, sont quelquefois fatiguées par le moindre exercice : bientôt elles commencent à avoir les gencives gonflées, rougeâtres et douloureuses ; les digestions néanmoins se font régulièrement ; il y a cependant constipation, le pouls est faible et sans fréquence ; plus tard l'affaiblissement général augmente : le moindre exercice produit de l'oppression et de l'essoufflement ; elles ont une extrême répugnance pour exécuter tout espèce de mouvement ; leur teint devient plombé, livide ; leurs gencives, de plus en plus douloureuses, commencent à verser du sang, et leurs dents s'ébranlent : à cette époque la peau semble avoir perdu de sa chaleur habituelle, elle est sèche, blafarde ; souvent il existe déjà de l'œdème aux extrémités inférieures, ou bien il ne tarde pas à se manifester; à cet état succèdent des varices, puis des ulcères qui deviennent fangeux et versent du sang en abondance.

Enfin, cette maladie parvenue à sa dernière période, les mouvemens musculaires deviennent impossibles et causent dans les muscles des douleurs très-vives; la peau se recouvre de taches pourprées et quelquefois de larges ecchymoses; l'œdème fait des progrès, la face est bouffie et livide, le sang remplit constamment la bouche, qui exhale une odeur des plus fétides, et d'autres fois se trouve frappée de gangrène; il coule en abondance par les narrines; d'autres fois, il s'échappe par la fin du gros intestin en donnant lieu au méléna. Durant ce temps, le pouls est petit, faible et fréquent, la respiration devient de plus en plus gênée; le moindre mouvement, le simple transport des malades suffit pour rendre la suffocation éminente; enfin conservant leur connaissance jusqu'à la fin, ils expirent au bout d'une courte agonie.

Les causes qui produisent cette affection sont un air épais et humide, le rassemblement dans un espace étroit d'un grand nombre de personnes et une mauvaise alimentation; ce qui prouve qu'elle est due principalement au peu de

7

globules contenus dans le sang ; à la suite d'une nourriture malsaine ou de la disette ; à une qualité moindre d'oxigène introduite dans l'économie (puisque l'air atmosphérique a été altéré par la respiration d'un grand nombre d'individus), et au fluide électrique enlevé par l'humidité. Voilà donc, je pense, les trois causes principales de cette affection que nous allons tâcher de développer.

Le sang étant privé de globules, par l'usage d'alimens altérés, et l'oxigène étant introduit en petite quantité dans le poumon, les contractions du cœur sont alors faibles, le sang artériel parvient plus lentement aux organes, et l'assimilation n'est entretenue qu'imparfaitement ; le peu de fluide fourni à l'enveloppe cutanée par cette fonction est enlevé par l'humidité, le sang veineux est reporté lentement aux poumons ; ce qui amène graduellement un trouble dans la fonction de l'hématose et fournit de moins en moins d'oxigène au sang artériel. Enfin les globules du sang diminuant de plus en plus, et le peu de fluide produit se perdant par l'humidité, l'affaiblissement survient graduellement ; et le sang devenu entièrement séreux, ne pouvant plus concourir à l'entretien de l'assimilation, le malheureux périt dans l'état hideux que nous avons décrit.

Le moyen le plus sûr pour guérir cette maladie est l'éloignement des causes qui l'ont déterminée, de porter des vêtemens de soie sur la
peau, les soins de propreté générale et particulière, l'habitation des lieux secs, exposés aux
rayons du soleil, l'usage d'une nourriture animale de bonne qualité, et de bons vins.

Phthisie pulmonaire.

La phthisie pulmonaire est cette affection qui
a pour cause le développement des tubercules
dans le poumon ; cette maladie est caractérisée,
dans la première période, par une toux sèche, par
l'expectoration d'un mucus incolore, légèrement
spumeux, dans lequel sont suspendus des flocons
arrondis et mêlés de points noirâtres. Cependant
ces différens signes n'existent pas toujours ; la
respiration est facile, les poumons se dilatent
pendant l'inspiration, le thorax résonne, il est
seulement moins sonore sous les clavicules. A une
période plus avancée, on distingue le phénomène de la pectoriloquie à la partie antérieure
et supérieure de la poitrine ; d'autres fois, la percussion détermine un tintement métallique ; on
entend, au sommet du poumon comme le bruit
d'un soufflet, bruit d'autant plus prononcé, qu'il

7.

existe une plus grande excavation, et que la partie du poumon qui l'environne est plus compacte. A cette époque, le malade expectore des crachats jaunâtres, opaques, purulens, contenant des frag-mens de tubercule. La chose la plus pénible pour un médecin, c'est d'assister sciemment à l'ago-nie lente du malheureux qui lui demande des secours; car, jusqu'à ce moment, on ne s'est occupé véritablement qu'à décrire les différens signes et l'effrayante série de symptômes qui cons-tituent cette affection; mais la victime n'en suc-combe pas moins, malgré que l'on ait reconnu l'existence des différentes lésions du poumon, et qu'on les ait limitées exactement avec le stéthos-cope et le pleximètre.

Cette maladie est plus fréquente dans les grandes villes, dans les pays humides, et surtout du nord; elle est très-rare dans les montagnes élevées; souvent la personne affectée a reçu de ses parens ce funeste héritage, et l'on voit fréquemment des familles entières y succomber. Beaucoup de femmes en sont attaquées après leurs couches; une leucorrhée abondante peut la provoquer également. Laënnec rapporte que des religieuses d'une communauté de Paris, mouraient pour la plupart phthisiques, parce qu'elles restaient constamment enfermées : il est probable que l'état sédentaire que menaient ces filles les avait rendu auparavent leucorrhéiques.

Toutes ces causes démontrent d'une manière évidente que cette affection dépend de l'état atmosphérique; ainsi les personnes qui habitent les montagnes élevées y sont à peine exposées, parce que l'air y est raréfié; tandis que le contraire a lieu pour celles qui habitent les grandes villes, où l'air est humide et épais. Sous son influence, le sang circule avec plus de rapidité, pour entretenir l'assimilation qui est plus active et remplacer la quantité de fluide enlevé par l'humidité; la respiration s'élève pour introduire dans l'économie l'oxigène nécessaire aux phénomènes chimiques développés; cet oxigène est ensuite rejeté, combiné avec des principes du corps, par la transpiration sensible, qui ne contient pas (comme l'analyse le démontre) de principes calcaires : ce qui prouve que ces principes, se trouvant plus en abondance dans le sang, sont portés et déposés par ce fluide autour des cellules pulmonaires, ce qui, déterminant un obstacle à leur dilatation, les irrite, les enflamme et produit par la suite l'hémoptysie; le malade finit par succomber, se trouvant toujours soumis à l'influence de ces causes, selon l'activité avec laquelle cette affection parcourt

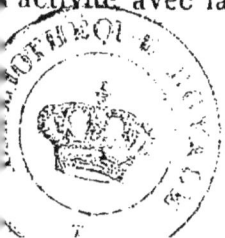

ses périodes. Pourquoi voyons-nous en automne, à la chute des feuilles, périr un plus grand nombre de phthisiques ? C'est qu'à cette époque il y a deux causes réunies qui concourent puissamment à entretenir cette maladie, et à en hâter le terme fatal ; c'est l'air froid et humide qui règne pendant cette saison. Par la première cause, les malades perdent beaucoup de fluide ; dans la seconde ils respirent beaucoup plus d'oxigène. Les poumons alors, profondément altérés par les cavernes produites par la présence des substances calcaires, et plus par les nouveaux tubercules qui s'y forment constamment, ne peuvent plus remplir leurs fonctions, et l'individu, par le manque de fluide à la pile, s'éteint et meurt.

Les soins à apporter, pour combattre et guérir (1) cette affection, sont d'abord entièrement hygiéniques ; il faudra donc transporter le malade où l'air est sec et chaud ; on lui fera porter des vêtemens de soie sur la peau, qui auront l'avantage de ne pas l'exciter, comme le font les gilets de flanelle ; on lui donnera une nourriture animale, de bons bouillons, viandes rôties de facile

---

(1) Plusieurs cas de guérison, attribués aux changemens de température, sont rapportés par Laënnec.

digestion, afin de réparer les principes qui constituent les globules du sang perdus par les sueurs. Le laitage, introduisant de l'acide lactique dans l'économie, est une mauvaise alimentation, et pour mon compte, je n'en ai jamais retiré de bons effets. S'il y avait de la fièvre avec une irritation pulmonaire, la diète et une légère application de sangsues, chez les femmes à la partie inférieure et postérieure des mamelles, et chez les hommes à la partie inférieure et latérale de la poitrine, produira un meilleur effet qu'une saignée, qui a l'inconvénient de trop affaiblir le malade; on fera prendre pour boisson (selon que l'état de ce dernier le comportera) une légère décoction de quinquina, de rathania, de centaurée, de lichen, des potions gomeuses, des pilules d'extrait de belladone, de jusquiame, etc. J'ai toujours retiré de grands avantages, chez les femmes leucorrheïques, ou bien chez celles en couches, épuisées par des lochies abondantes, de l'emploi de pilules de seigle ergoté, avec addition d'extrait d'opium ou de belladone. Le carreau, les scrophules, n'ont pas d'autres causes, et nécessitent les mêmes moyens hygiéniques et thérapeutiques.

Je ne puis terminer ce travail sans rapporter les expériences que je viens de faire sur la moelle épinière. J'aurais désiré qu'elles suivissent la description de cet orgne ; mais cet partie étant imprimée, je suis forcé de le faire ici.

J'ai disséqué avec soin la portion dorsale de la moelle épinière d'un bœuf nouvellement tué ; j'ai vu que les nerfs, au moment de communiquer avec la moelle, sont réunis en faisceaux marchant parallèlement ensemble, entourés d'une gaine membraneuse ; lorsqu'ils ont pénétré la dure mère, ils se séparent en plusieurs filets dont la direction a la forme d'un éventail, se subdivisant à l'infini pour former un réseau très-fin sur la face externe de la pie mère, puis percent cette dernière membrane pour communiquer avec la moelle par des filets imperceptibles que l'on aperçoit en la décolant légèrement d'avec cet organe. Avant ces recherches anatomiques, après avoir soulevé les membranes, j'ai approché de la partie inférieure un électromètre chargé résineusement, la balle de sureau était attirée par la face antérieure, tandis qu'au contraire elle était repoussée par la face postérieure ; ce qui démontrerait que le fluide serait dirigé au cerveau par la face postérieure de la moelle, et que ce serait par la face antérieure de ce dernier organe qu'il donnerait l'impulsion aux différentes fonctions (1).

Dans cette esquise rapide, j'ai cherché à démontrer que toutes les fonctions animales sont sous la dépendance des lois chimiques et physiques; car les nombreuses sécrétions alcalines telles que la salive, la bile, l'urine, prouvent que, pour être produites, des modifications chimiques se sont passées dans les différens organes où elles ont été sécrétées. D'après la marche que j'indique dans cet ouvrage, j'ose croire qu'un temps n'est pas éloigné, où lorsque, par la chimie, on aura analysé avec exactitude et précision les tissus organiques, les différentes sécrétions, les productions morbides, les différens alimens, et toute la série des nombreux médicamens, l'on pourra connaître les causes des altérations organiques, et apprécier l'action de tel ou tel aliment, ou bien de tel ou tel médicament. C'est alors que, malgré

---

(1) Je pense que le fluide existe tout autour de la moelle, et qu'il est attiré au cerveau par la nature organique de la face postérieure de ce premier organe; tandis que par la même cause, l'électricité se trouve dirigée du cerveau aux différens organes du corps, par la nature du tissu de la face antérieure de cette même moelle.

ma faiblesse, je jouirai du bonheur d'avoir pu être de quelque utilité à mes semblables. J'aurais désiré pouvoir traiter à part chaque fonction et m'occuper de celle du foie, des glandes sali-vaires, des reins, et parler de chaque maladie en particulier; mais cela nécessitant des détails, m'aurait entraîné trop loin et retardé dans la pu-blication de cet ouvrage, qu'une circonstance majeure me force de mettre au jour (1).

Ayant l'intention plus tard de faire paraître à ce sujet un ouvrage plus étendu, je soumets cet aperçu tel qu'il est au public, sachant que dans ce siècle on est disposé à recevoir la vérité de quelque part qu'elle vienne. J'ose donc espérer qu'on me lira avec neutralité, et que les médecins instruits, auxquels j'adresse particulièrement ce travail, l'accueilleront avec indulgence et ne ver-ront dans sa publication qu'un seul désir, qu'un seul but, celui de concourir, autant qu'il est en mon pouvoir, aux progrès et au perfectionnement du plus noble et du plus utile des arts.

---

(1) Le 28 septembre de cette année, j'ai déposé à l'Institut (Académie des Sciences) la partie physiolo-gique de ce travail, ayant pour titre *Mémoire des Phé-nomènes chimiques et physiques de la Vie.*

ERRATA.

Page 6, ligne 1re, combiné dans l'économie; *lisez :* combiné, dans l'économie.

Page 10, lignes 19 et 25, *supprimez* les paranthèses.

Page 47, ligne 4, *au lieu de* produirait, *lisez :* qui produisent.

Page 66, ligne 26, *au lieu de* la car diteet, *lisez :* la cardite et.

Imprimerie de RAYNAL., à Rambouillet.

www.ingramcontent.com/pod-product-compliance
Lightning Source LLC
Chambersburg PA
CBHW071209200326
41519CB00018B/5446